心血管内科临床诊疗实践

孔令东　著

汕头大学出版社

图书在版编目（CIP）数据

心血管内科临床诊疗实践 / 孔令东著. -- 汕头：
汕头大学出版社，2021.1
ISBN 978-7-5658-4234-4

Ⅰ．①心… Ⅱ．①孔… Ⅲ．①心脏血管疾病—诊疗
Ⅳ．①R54

中国版本图书馆CIP数据核字（2020）第261336号

心血管内科临床诊疗实践

XINXUEGUAN NEIKE LINCHUANG ZHENLIAO SHIJIAN

作　　者：孔令东

责任编辑：邹　峰

责任技编：黄东生

封面设计：中图时代

出版发行：汕头大学出版社

地　　址：广东省汕头市大学路 243 号汕头大学校园内　　邮政编码: 515063

电　　话：0754-82904613

印　　刷：廊坊市海涛印刷有限公司

开　　本：710mm ×1000mm　　1/16

印　　张：14.25

字　　数：240 千字

版　　次：2021 年 1 月第 1 版

印　　次：2022 年 5 月第 1 次印刷

定　　价：58.00 元

ISBN 978-7-5658-4234-4

目　录

第一章　概　述

第一节　心脏的解剖和生理

【心脏的解剖】

（一）心脏结构

心脏是一个中空器官,分为左、右心房和心室四个腔。全身的静脉血由上、下腔静脉口入右心房,而心脏本身的静脉血由冠状窦口入右心房。右心房的静脉血经三尖瓣口流入右心室,再由右心室前上方肺动脉瓣流入肺动脉,由肺进行气体交换后形成动脉血,再经左、右各两个肺静脉口流入左心房,经二尖瓣流入左心室,最后由左心室上方主动脉瓣口射入主动脉。

（二）心脏传导系统

某些心肌细胞可以自发地发生动作电位,具有自律性和兴奋性。心脏传导系统包括窦房结、房室结、房室束和浦肯野纤维。窦房结是心脏正常的起搏点,自律性最高,位于右心房壁内,窦房结内的兴奋传至心房肌,使心房肌收缩。同时兴奋可经结间束下传至房间隔下部的房室结,由房室结发出房室束进入心室。房室束进入室间隔分成左、右束支,分别沿心室内膜下行,最后以细小分支即浦肯野纤维分布于心室肌,引起心室收缩。

（三）冠状动脉

冠状动脉是供应心脏本身血液的血管,分为左、右冠状动脉。

1.左冠状动脉

（1）左主干:起源于主动脉根部左冠窦,然后分为左前降支和左回旋支,有时亦发出第三支血管,即中间支。

（2）左前降支:沿前室间沟下行,下行至心尖或绕过心尖。其主要分支包括间隔支动脉和对角支。

（3）左回旋支：绕向后于左心耳下到达左房室沟。其主要分支为钝缘支。

2. 右冠状动脉

大部分起源于主动脉根部右冠窦。下行至右房室沟，绝大多数延续至后室间沟。其分支包括：圆锥支、窦房结动脉、锐缘支，远端分为后降支和左室后支。

【心脏的生理】

（一）心肌细胞生理特性

心肌生理特性包括：自律性、兴奋性、传导性、收缩性。

心肌细胞在没有外来刺激的条件下，自动地产生节律性兴奋的特性，称为自律性。心肌自律性的基础是自律细胞的 4 期自动去极。窦房结的 4 期去极速率最快，自律性最高。所以窦房结为心脏起搏点。

心肌细胞具有对刺激发生反应的能力，称为兴奋性。包括有效不应期、相对不应期、超常期。心肌细胞的有效不应期特别长，保证心肌不发生强直收缩。

心肌细胞具有传导兴奋的能力，称为传导性。心肌能够在肌膜电位触发下产生收缩反应，称收缩性。

（二）心肌动作电位心肌动作电位分为：

1. 除极过程（0 期）

2. 复极过程

①1 期（快速复极初期）；②2 期（平台期）；③3 期（快速复极末期）；④4 期（静息期）。

了解动作电位对各类抗心律失常药物及离子通道疾病有重要意义。

（三）压力容积曲线变化

通过对心房、心室、主动脉压力和容积曲线的认识可以很好地理解整个收缩舒张过程。

1. 心室收缩期

（1）等容收缩期：室内压大幅度升高，心室容积不变。

（2）快速射血期：由于大量血液进入主动脉，主动脉压相应增高。约占总射血量的70%,心室容积迅速缩小。

（3）减慢射血期:心室内压和主动脉压都相应由峰值逐步下降。约占总射血量的30%,心室容积继续缩小。

2. 心室舒张期

（1）等容舒张期:心室内压急剧下降,心室容积不变。

（2）快速充盈期:血液由心房快速流入心室,心室容积增大。

（3）减慢充盈期:血液充盈速度减慢,心室容积进一步增大。

第二节　心血管疾病的诊断

【症状、体征和实验室检查】

诊断心血管病应根据病史、临床症状和体征、实验室检查和器械检查等资料做出综合分析。

（一）症状

心血管病的症状常见的有:发绀、呼吸困难、胸闷、胸痛、心悸、水肿、晕厥,其他症状还包括咳嗽、头痛、头晕或眩晕、上腹胀痛、恶心、呕吐、声音嘶哑等。多数症状也见于一些其他系统的疾病,因此分析时要做出仔细的鉴别。

（二）体征

体征对诊断心血管病多数具特异性,尤其有助于诊断心脏瓣膜病、先天性心脏病、心包炎、心力衰竭和心律失常。病人仰卧位或者坐位。心血管病常见体征有:

1. 望诊

主要观察一般情况、呼吸状况(是否存在端坐呼吸等)、是否存在发绀、皮肤苍白、颈静脉怒张、水肿等。此外,环形红斑、皮下结节等有助于诊断风湿热,两颧呈紫红色有助于诊断二尖瓣狭窄和肺动脉高压,皮肤黏膜的瘀点、Osler结节、Janeway点等有助于诊断感染性心内膜炎,杵状指(趾)有助于诊断右至左分流的先天性心脏病。

2. 触诊

应用手掌尺侧或者示指、中指并拢的指腹进行触诊。主要观察是否存在心尖冲动异常、震颤、心包摩擦感、毛细血管搏动、静脉充盈或异常搏动、脉搏的异常变化、肝颈反流征、肝脾大、下肢水肿等。

3. 叩诊

应用间接叩诊法叩出左、右心界，主要观察是否存在心界增大等。

4. 听诊

依次在心脏二尖瓣区、肺动脉瓣区、主动脉瓣区(第一和第二)和三尖瓣区以及心脏外相应位置听诊，主要观察是否存在心音的异常变化、额外心音、心脏杂音和心包摩擦音、心律失常、肺部啰音、周围动脉的杂音和"枪击声"等。

(三)实验室检查

实验室检查主要包括血常规、尿常规、各种生化检查，包括血脂检查；心肌损伤标志物血肌钙蛋白、肌红蛋白和心肌酶的测定；心力衰竭标志物脑钠肽的测定等。此外，微生物和免疫学检查，如感染性心脏病时微生物培养、病毒核酸及抗体等检查；风湿性心脏病时有关链球菌抗体和炎症反应(如抗"O"、血沉、C反应蛋白)的检查。

【辅助检查】

(一)非侵入性检查

1. 血压测定

包括诊所血压、动态血压监测和家庭自测血压。诊所血压包括传统的医生测量血压和较新研究中采用的诊所自测血压，诊所自测血压比医生测量要低。24 小时动态血压监测有助于早期高血压的诊断，可协助鉴别原发性、继发性、难治性高血压、白大衣高血压以及隐匿性高血压，指导合理用药。家庭自测血压简便易行，适合病人进行自我监测。

2. 心电图检查

包括常规心电图、24 小时动态心电图、心电图运动负荷试验、遥测心电图、心室晚电位和心率变异性分析等。

(1)常规心电图：分析内容主要包括心率、节律、各传导时间、波形振幅、波形形态等，了解是否存在各种心律失常、心肌缺血/梗死、房室肥大或电解质紊乱等。

(2)运动负荷试验：是目前诊断冠心病最常用的一种辅助手段。通过运动增加心脏负荷而诱发心肌缺血,从而出现缺血性心电图改变的试验方法。常用运动平板试验。

(3)动态心电图:又称 Holter 监测,可连续记录 24～72 小时心电信号,这样可以提高对非持续性心律失常及短暂心肌缺血发作的检出率。最新的设备如植入式循环记录器(implantable loop recorder,ILR)可以连续记录更长时间(最长 3 年)的心电活动,对晕厥风险的评估等有重要的参考价值。

3. 心脏超声检查

(1)M 型超声心动图:它把心脏各层的解剖结构回声以运动曲线的形式予以显示,有助于深入分析心脏的活动。目前主要用于重点检测主动脉根部、二尖瓣和左心室的功能活动。

(2)二维超声心动图:是各种心脏超声检查技术中最重要和最基本的方法,也是临床上应用最广泛的检查。它能实时显示心脏的结构和运动状态。常用的切面包括胸骨旁左室长轴切面、胸骨旁主动脉短轴切面、心尖四腔切面等。

(3)多普勒超声心动图:包括彩色多普勒血流显像(color doppler flow imaging,CDFI)和频谱多普勒,可分析血流发生的时间、方向、流速以及血流性质。在二维超声基础上应用多普勒技术可很好地观察心脏各瓣膜的功能。另外,近年来组织多普勒超声心动图(tissue doppler imaging,TDI)技术快速进步,日益成为评价心脏收缩、舒张功能以及左心室充盈血流动力学的主要定量手段。

(4)经食管超声:由于食管位置接近心脏,因此提高了许多心脏结构,尤其是后方心内结构如房间隔、左侧心瓣膜及左侧心腔病变(如左房血栓等)的可视性和分辨率。

(5)心脏声学造影:声学造影是将含有微小气泡的溶液经血管注入体内,把对比剂微气泡作为载体,对特定的靶器官进行造影,使靶器官显影,从而为临床诊断提供重要依据。右心系统声学造影在发绀型先天性心脏病诊断上仍具有重要价值。而左心系统与冠状动脉声学造影则有助于确定心肌灌注面积、了解冠状动脉血液状态及储备能力、判定存活心肌、了解侧支循环情况以及评价血运重建的效果。

(6)实时三维心脏超声:可以更好地对心脏大小、形状及功能进行定量,尤其是为手术计划中异常病变进行定位,还可指导某些心导管操作包括右心室心肌活检等。

4. X 线胸片

能显示出心脏大血管的大小、形态、位置和轮廓,能观察心脏与毗邻器官的关系和肺内血管的变化。

5. 心脏 CT

以往心脏 CT 主要用于观察心脏结构、心肌、心包和大血管改变。而近几年,冠状动脉 CT 造影(CTA)逐渐成为评估冠状动脉粥样硬化的有效的无创成像方法,是筛查和诊断冠心病的重要手段。

6. 心脏 MRI

心脏 MRI 除了可以观察心脏结构、功能、心肌心包病变外,采用延迟增强技术可定量测定心肌瘢痕大小,识别存活的心肌,也用来鉴别诊断各种心肌疾病。

7. 心脏核医学

正常或有功能的心肌细胞可选择性摄取某些显像药物,摄取量与该部位冠状动脉灌注血流量呈正比,也与局部心肌细胞的功能或活性密切相关。可以定量分析心肌灌注、心肌存活和心脏功能。显像技术包括心血池显像、心肌灌注显像、心肌代谢显像等。临床上常用的显像剂包括^{201}Tl、^{99m}Tc-MIBI 及^{18}FDG 等。常用的成像技术包括单光子发射计算机断层显像(single photon emission computed tomography,SPECT)和正电子发射计算机断层显像(positron emission tomography,PET)。与 SPECT 相比,PET 特异性、敏感性更高。

(二)侵入性检查

1. 右心导管检查

是一种有创介入技术。将心导管经周围静脉送入上、下腔静脉、右心房、右心室、肺动脉及其分支,在腔静脉及右侧心腔进行血流动力学、血氧和心排血量测定,经导管内注射对比剂进行腔静脉、右心房、右心室或肺动脉造影,以了解血流动力学改变,用于诊断先天性心脏病、判断手术适应证和评估心功能状态。

临床上可应用漂浮导管在床旁经静脉(多为股静脉或颈内静脉)利用压力变化将气囊导管送至肺动脉的远端,可持续床旁血流动力学测定,主要用于急性心肌梗死、心力衰竭、休克等有明显血流动力学改变的危重病人的监测。

2. 左心导管检查

(1)左心导管检查:在主动脉、左心室等处进行压力测定和心血管造影,可了解左心室功能、室壁运动及心腔大小、主动脉瓣和二尖瓣功能。

（2）选择性冠状动脉造影：是目前诊断冠心病的"金标准"。可以动态观察冠状动脉血流及解剖情况，了解冠状动脉病变的性质、部位、范围、程度等。

3. 心脏电生理检查

心脏电生理检查是以记录标测心内心电图和应用各种特定的电脉冲刺激，借以诊断和研究心律失常的一种方法。对导管射频消融治疗心律失常更是必需的检查。

4. 腔内成像技术

（1）心腔内超声：将带超声探头的导管经周围静脉插入右心系统，显示的心脏结构图像清晰，对瓣膜介入及房间隔穿刺等有较大帮助。

（2）血管内超声（intravascular ultrasound，IVUS）：将小型超声换能器安装于心导管顶端，送入血管腔内，可显示冠状动脉的横截面图像，可评价冠状动脉病变的性质，定量测定其最小管径面积、斑块大小、血管狭窄百分比以及病变性质等，对估计冠脉病变严重程度、指导介入治疗等有重要价值。

（3）光学相干断层扫描（optical coherence tomography，OCT）：将利用红外线的成像导丝送入血管内，可显示冠状动脉的横截面图像，其成像分辨率较血管内超声提高约 10 倍。

5. 血管狭窄功能性判断

血流储备分数（fractional flow reserve，FFR）是指在冠状动脉存在狭窄病变的情况下，该血管所供心肌区域能获得的最大血流与同一区域理论上正常情况下所能获得的最大血流之比。通过置入压力导丝测定病变两端的压力获得。常用于临界病变的评估。

6. 心内膜和心肌活检

利用活检钳夹取心脏组织，以了解心脏组织结构及其病理变化。一般多采用经静脉右心室途径，偶用经动脉左心室途径。对于心肌炎、心肌病、心脏淀粉样变性、心肌纤维化等疾病具有确诊意义。对心脏移植后排斥反应的判断及疗效评价具有重要意义。

7. 心包穿刺

是借助穿刺针直接刺入心包腔的诊疗技术。其目的是：①引流心包腔内积液，降低心包腔内压,是急性心脏压塞的急救措施;②通过穿刺抽取心包积液,做生化测定,涂片寻找细菌和病理细胞,做细菌培养,以鉴别诊断各种性质的心包疾病;③通过心包穿刺,注射抗生素等药物进行治疗。

第三节　心血管疾病的治疗

（一）药物治疗

虽然目前治疗心血管疾病的方法越来越多,但是药物治疗仍然是基础,是最为重要和首选的方法之一。治疗心血管疾病的常用药物常按作用机制进行分类,包括血管紧张素转换酶抑制剂(ACEI)类、血管紧张素受体拮抗剂(ARB)类、β受体拮抗剂、扩血管药、利尿剂、α受体拮抗剂、正性肌力药物、调脂类药物、抗心律失常药、钙通道阻滞剂、抗栓药物等。新型的心血管治疗药物包括新型口服抗凝药、降低低密度胆固醇的胆固醇吸收抑制剂(依折麦布)和PCSK9抑制剂及治疗心衰的血管紧张素受体脑啡肽酶抑制剂(angiotensin receptor neprilysin inhibitor, ARNI)等。药物的药理作用、适应证、禁忌证、毒副作用及应用注意事项对临床实践都非常重要。同时个体化治疗也是药物治疗成功的关键。

（二）介入治疗

介入治疗已经成为心脏疾病非常重要的治疗手段,其技术不断发展,适应证不断扩大,极大地改善了病人的预后和生活质量。

1. 经皮冠状动脉介入术(percutaneous coronary intervention, PCI)

治疗冠心病的一种最常用、最成熟的介入技术。它是在血管造影仪的引导下,通过特制的导管、导丝、球囊、支架等,对狭窄或阻塞的冠状动脉进行血运重建的治疗方法。操作器械的改进,尤其是药物支架的出现大大改善了病人的预后和生活质量。目前还有药物球囊、生物可吸收支架等新技术应用于临床。

2. 射频消融术(catheter radiofrequency ablation)

射频消融术是将电极导管经静脉或动脉送入心腔特定部位,释放射频电流导致局部心内膜及心内膜下心肌凝固性坏死,达到阻断快速性心律失常异常传导束和起源点的介入性技术。这种方法创伤小,并且随着三维标测系统的出现,手术成功率显著提高,已成为治疗各种快速型心律失常,包括心房颤动等的重要治疗策略。

3. 冷冻消融(percutaneous cryoablation)

为心律失常治疗的新技术。通过液态制冷剂的吸热蒸发,带走组织热量,使目标消融部位温度降低,异常电生理的细胞组织遭到破坏,从而消除心律失常。和传统射频消融相比,冷冻消融更易于医生操作,缩短了手术时间,治疗有效性高,并减少血栓等严重并发症,降低了病人疼痛度。目前主要应用于阵发性房颤的介入治疗。

4. 经皮导管消融肾动脉去交感神经术(catheter-based renal sympathetic denervation,RDN)

通过阻断肾脏传出神经从而中断交感神经系统、肾素-血管紧张素轴和血压升高的恶性循环。目前主要用于治疗顽固性高血压,其有效性和安全性仍有待于更多临床研究结果的进一步支持。

5. 埋藏式心脏起搏器(pacemaker)植入术

(1)治疗缓慢型心律失常的埋藏式起搏器:心脏起搏器在临床的应用已有四十余年的历史,已经成为现代心脏病学的重要组成部分。主要用于病态窦房结综合征和高度房室传导阻滞病人。埋藏式起搏器主要分单腔、双腔起搏器。单腔起搏器在右心房或右心室内放置一根电极导线。双腔起搏器是指在右心房和右心室内放置两根导线,它能按照正常的顺序依次起搏心房和心室,故又称为生理性起搏。

(2)心脏再同步化治疗(cardiac resynchronization therapy,CRT):近年来CRT治疗在临床的应用越来越广泛。CRT即三腔起搏器,需要将三根电极分别植入右心室、右心房和左心室(通过冠状窦进入靠近左室侧壁或者后壁的静脉,在心外膜起搏),主要通过双心室起搏纠正室间或心室内不同步,增加心室排血和充盈,减少二尖瓣反流,提高射血分数,从而改善病人心功能。

(3)植入型心律转复除颤器(implantable cardioverter defibrillator,ICD):ICD能明显降低心脏性猝死(sudden cardiac death,SCD)高危病人的病死率,是目前防止SCD最有效的方法。近年来,ICD的研究取得了迅速的发展,适应证不断扩大。ICD可以联合CRT功能,称为CRT-D。

6. 先天性心脏病经皮封堵术

包括室间隔缺损、房间隔缺损和动脉导管未闭的封堵术。这类手术创伤小、康复快,效果可以和外科修补手术相媲美。我国先天性心脏病的介入治疗水平处于界领先地位。

7. 心脏瓣膜的介入治疗

从 20 世纪 80 年代开始的瓣膜病球囊扩张成形技术到 21 世纪初的经皮瓣膜植入或修补技术,瓣膜病的介入治疗技术进展迅速。目前发展最迅速的是针对高危主动脉瓣狭窄病人的经皮主动脉瓣置入术(transcatheter aortic valve implantation, TAVI)和二尖瓣关闭不全病人的经皮修补术。TAVI 治疗的有效性和安全性得到肯定,适应证不断扩大。

(三) 外科治疗

包括冠状动脉旁路移植手术、心脏各瓣膜修补及置换手术、先天性心脏病矫治手术、心包剥离术、心脏移植等。

(四) 其他治疗

筛选致病基因对于遗传性或家族倾向性心脏病的防治具有重要意义。干细胞移植和血管新生治疗在动物实验取得许多进展,具有良好的应用前景。分子心脏病学也终将为临床实践带来更多更新的诊疗方案。

第二章　心力衰竭

心力衰竭是各种心脏结构或功能性疾病导致心室充盈和(或)射血功能受损，心排血量不能满足机体组织代谢需要，以肺循环和(或)体循环淤血，器官、组织血液灌注不足为临床表现的一组综合征，主要表现为呼吸困难、体力活动受限和体液潴留。心功能不全或心功能障碍理论上是一个更广泛的概念，伴有临床症状的心功能不全称之为心力衰竭(简称心衰)。

第一节　心力衰竭概述

【类型】

(一)左心衰竭、右心衰竭和全心衰竭

左心衰竭由左心室代偿功能不全所致，以肺循环淤血为特征，临床上较为常见。单纯的右心衰竭主要见于肺源性心脏病及某些先天性心脏病，以体循环淤血为主要表现。左心衰竭后肺动脉压力增高，使右心负荷加重，右心衰竭继之出现，即为全心衰竭。心肌炎、心肌病病人左、右心同时受损，左、右心衰可同时出现而表现为全心衰竭。

单纯二尖瓣狭窄引起的是一种特殊类型的心衰，不涉及左心室的收缩功能，而直接因左心房压力升高而导致肺循环高压，有明显的肺淤血和相继出现的右心功能不全。

(二)急性和慢性心力衰竭

根据心衰发生的时间、速度、严重程度可分为慢性心衰和急性心衰。

急性心衰系因急性的严重心肌损害、心律失常或突然加重的心脏负荷，使心功能正常或处于代偿期的心脏在短时间内发生衰竭或慢性心衰急剧恶化。临床上以急性左心衰常见，表现为急性肺水肿或心源性休克。

慢性心衰有一个缓慢的发展过程，一般均有代偿性心脏扩大或肥厚及其他代

偿机制的参与。

(三)射血分数降低性心衰(HFrEF)和射血分数保留性心衰(HFpEF)

对于心衰的描述主要基于左室射血分数(left ventricular ejection fraction,LVEF)。LVEF<40%者称为射血分数降低性心衰(HF with reduced EF,HFrEF),即传统概念中的收缩性心衰。LVEF≥50%的心衰称为射血分数保留性心衰(HF with preserved EF,HFpEF),通常存在左室肥厚或左房增大等充盈压升高,舒张功能受损的表现,以前称为舒张性心衰。大多数 HFrEF 病人同时存在舒张功能不全,而HFpEF 病人也可能同时存在非常轻微的收缩功能异常。LVEF 在 40%~49%之间者称为中间范围射血分数心衰(HF with mid-range EF,HFmrEF),这些病人通常以轻度收缩功能障碍为主,同时伴有舒张功能不全的特点。

【病因】

(一)基本病因

1.心肌损害

(1)原发性心肌损害:冠状动脉疾病导致缺血性心肌损害如心肌梗死、慢性心肌缺血;炎症和免疫性心肌损害如心肌炎、扩张型心肌病;遗传性心肌病如家族性扩张型心肌病、肥厚型心肌病、右室心肌病、心肌致密化不全、线粒体肌病等。

(2)继发性心肌损害:内分泌代谢性疾病(如糖尿病、甲状腺疾病)、系统性浸润性疾病(如心肌淀粉样变性)、结缔组织病、心脏毒性药物等并发的心肌损害。

2.心脏负荷过重

(1)压力负荷(后负荷)过重:见于高血压、主动脉瓣狭窄、肺动脉高压、肺动脉瓣狭窄等左、右心室收缩期射血阻力增加的疾病。心肌代偿性肥厚以克服增高的阻力,保证射血量,久之终致心肌结构、功能发生改变而失代偿。

(2)容量负荷(前负荷)过重:见于心脏瓣膜关闭不全及左、右心或动、静脉分流性先天性心血管病。此外,伴有全身循环血量增多的疾病如慢性贫血、甲状腺功能亢进症、围生期心肌病、体循环动静脉瘘等,心脏的容量负荷增加。早期心室腔代偿性扩大,心肌收缩功能尚能代偿,但心脏结构和功能发生改变超过一定限度后即出现失代偿表现。

3.心室前负荷不足

二尖瓣狭窄、心脏压塞、限制性心肌病、缩窄性心包炎等,引起心室充盈受限,体、肺循环淤血。

（二）诱因

1. 感染

呼吸道感染是最常见、最重要的诱因，感染性心内膜炎也不少见，常因其发病隐匿而易漏诊。

2. 心律失常

心房颤动是器质性心脏病最常见的心律失常之一，也是诱发心力衰竭最重要的因素。其他各种类型的快速型心律失常以及严重缓慢型心律失常均可诱发心力衰竭。

3. 血容量增加

如钠盐摄入过多，静脉液体输入过多、过快等。

4. 过度体力消耗或情绪激动

如妊娠后期及分娩过程、暴怒等。

5. 治疗不当

如不恰当地停用利尿药物或降血压药等。

6. 原有心脏病变加重或并发其他疾病

如冠心病发生心肌梗死，风湿性心瓣膜病出现风湿活动，合并甲状腺功能亢进或贫血等。

【病理生理】

心力衰竭始于心肌损伤，导致病理性重塑，从而出现左心室扩大和（或）肥大。起初，以肾素－血管紧张素－酸固酮系统（renin － angiotensin － aldosterone system，RAAS）、抗利尿激素激活和交感神经兴奋为主的代偿机制尚能通过水钠潴留、外周血管收缩及增强心肌收缩等维持正常的心脏输出；但这些神经体液机制最终将导致直接细胞毒性，引起心肌纤维化，致心律失常以及泵衰竭。

（一）Frank－Starling 机制

增加心脏前负荷，回心血量增多，心室舒张末期容积增加，从而增加心排血量及心脏做功量，但同时也导致心室舒张末压力增高，心房压、静脉压随之升高，达到一定程度时可出现肺循环和(或)体循环静脉淤血。

(二)神经体液机制

当心脏排血量不足,心腔压力升高时,机体全面启动神经体液机制进行代偿,包括:

1. 交感神经兴奋性增强

心力衰竭病人血中去甲肾上腺素(NE)水平升高,作用于心肌 β_1 肾上腺素能受体,增强心肌收缩力并提高心率,从而提高心排血量。但同时周围血管收缩,心脏后负荷增加及心率加快,均使心肌耗氧量增加。NE 还对心肌细胞有直接毒性作用,促使心肌细胞凋亡,参与心室重塑的病理过程。此外,交感神经兴奋还可使心肌应激性增强而有促心律失常作用。

2. RAAS 激活

心排血量降低致肾血流量减低,RAAS 激活,心肌收缩力增强,周围血管收缩维持血压,调节血液再分配,保证心、脑等重要脏器的血供,并促进醛固酮分泌,水、钠潴留,增加体液量及心脏前负荷,起到代偿作用。但同时 RAAS 激活促进心脏和血管重塑,加重心肌损伤和心功能恶化。

3. 其他体液因子的改变

心力衰竭时除了上述两个主要神经内分泌系统的代偿机制外,另有众多体液调节因子参与心血管系统调节,并在心肌和血管重塑中起重要作用。

(1)精氨酸加压素(arginine vasopressin,AVP):由垂体释放,具有抗利尿和促周围血管收缩作用。其释放受心房牵张感受器(atrial stretch receptors)调控,心力衰竭时心房牵张感受器敏感性下降,不能抑制 AVP 释放而使血浆 AVP 水平升高。AVP 通过 V,受体引起全身血管收缩,通过 V_2 受体减少游离水清除,致水潴留增加,同时增加心脏前、后负荷。心衰早期,AVP 的效应有一定的代偿作用,而长期的 AVP 增加将使心衰进一步恶化。

(2)利钠肽类:人类有三种利钠肽类:心钠肽(atrial natriuretic peptide,ANP)、脑钠肽(brain natriuretic peptide,BNP)和 C 型利钠肽(C-type natriuretic peptide,CNP)。ANP 主要由心房分泌,心室肌也有少量表达,心房压力增高时释放,其生理作用为扩张血管和利尿排钠,对抗肾上腺素、肾素-血管紧张素和 AVP 系统的水、钠潴留效应。BNP 主要由心室肌细胞分泌,生理作用与 ANP 相似但较弱,BNP 水平随心室壁张力而变化并对心室充盈压具有负反馈调节作用。CNP 主要位于血管系统内,生理作用尚不明确,可能参与或协同 RAAS 的调节作用。心力衰竭时心室壁张力增加,BNP 及 ANP 分泌明显增加,其增高的程度与心衰的严重程度呈正相关,可作为评定心衰进程和判断预后的指标。

另外,内皮素、一氧化氮、缓激肽以及一些细胞因子、炎症介质等均参与慢性心力衰竭的病理生理过程。

(三)心室重塑

在心脏功能受损,心腔扩大、心肌肥厚的代偿过程中,心肌细胞、胞外基质、胶原纤维网等均发生相应变化,即心室重塑,是心力衰竭发生发展的基本病理机制。除了因为代偿能力有限、代偿机制的负面影响外,心肌细胞的能量供应不足及利用障碍导致心肌细胞坏死、纤维化也是失代偿发生的一个重要因素。心肌细胞减少使心肌整体收缩力下降;纤维化的增加又使心室顺应性下降,重塑更趋明显,心肌收缩力不能发挥其应有的射血效应,形成恶性循环,最终导致不可逆转的终末阶段。

[附]舒张功能不全的机制

心脏舒张功能不全的机制,大体上可分为两大类:一是能量供应不足时钙离子回摄入肌浆网及泵出胞外的耗能过程受损,导致主动舒张功能障碍,如冠心病明显心肌缺血时,在出现收缩功能障碍前即可出现舒张功能障碍。二是心室肌顺应性减退及充盈障碍,主要见于心室肥厚如高血压及肥厚型心肌病,心室充盈压明显增高,当左心室舒张末压过高时,肺循环出现高压和淤血,即舒张性心功能不全,此时心肌的收缩功能尚可保持,心脏射血分数正常,故又称为射血分数保留性心衰(HFPEF)。但当有容量负荷增加,心室扩大时,心室顺应性增加,即使有心室肥厚也不致出现单纯的舒张性心功能不全。

第二节　慢性心力衰竭

【流行病学】

慢性心力衰竭(chronic heart failure,CHF)是心血管疾病的终末期表现和最主要的死因,是 21 世纪心血管领域的两大挑战之一。据我国 2003 年的抽样调查,成人心衰患病率为 0.9%;发达国家心衰患病率为 1% ~ 2%,每年发病率为 0.5%~1%。随着年龄的增长,心衰患病率迅速增加,70 岁以上人群患病率更上升至 10%以上。心力衰竭病人 4 年死亡率达 50%,严重心衰病人 1 年死亡率高达 50%,而年龄校正的心衰死亡率亦呈上升趋势。尽管心力衰竭治疗有了很大进展,心衰病人死亡数仍在不断增加。

冠心病、高血压已成为慢性心力衰竭的最主要病因,据我国 17 个地区的 CHF 病因调查,冠心病居首位,其次为高血压,风湿性心脏病比例则趋下降,但瓣膜性心脏病仍不可忽视。同时,慢性肺心病和高原性心脏病在我国也具有一定的地域高发性。

【临床表现】

临床上左心衰竭较为常见,尤其是左心衰竭后继发右心衰竭而致的全心衰竭。由于严重广泛的心肌疾病同时波及左、右心而发生全心衰竭者在住院病人中更为多见。

(一)左心衰竭

以肺循环淤血及心排血量降低为主要表现。

1. 症状

(1)不同程度的呼吸困难:①劳力性呼吸困难:是左心衰竭最早出现的症状。因运动使回心血量增加,左心房压力升高,加重肺淤血。引起呼吸困难的运动量随心衰程度加重而减少。②端坐呼吸:肺淤血达到一定程度时,病人不能平卧,因平卧时回心血量增多且横膈上抬,呼吸更为困难。高枕卧位、半卧位甚至端坐时方可好转。③夜间阵发性呼吸困难:病人入睡后突然因憋气而惊醒,被迫取坐位,多于端坐休息后缓解。其发生机制除睡眠平卧时血液重新分配使肺血量增加外,夜间迷走神经张力增加、小支气管收缩、横膈抬高、肺活量减少等也是促发因素。④急性肺水肿：是左心衰呼吸困难最严重的形式，重者可有哮鸣音，称为"心源性哮喘"。

（2）咳嗽、咳痰、咯血：咳嗽、咳痰是肺泡和支气管黏膜淤血所致，开始常于夜间发生，坐位或立位时咳嗽可减轻，白色浆液性泡沫状痰为其特点，偶可见痰中带血丝。急性左心衰发作时可出现粉红色泡沫样痰。长期慢性肺淤血肺静脉压力升高，导致肺循环和支气管血液循环之间在支气管黏膜下形成侧支，此种血管一旦破裂可引起大咯血。

（3）乏力、疲倦、运动耐量减少、头晕、心慌等器官、组织灌注不足及代偿性心率加快所致的症状。

（4）少尿及肾功能损害症状：严重的左心衰竭血液再分配时，肾血流量首先减少，可出现少尿。长期慢性的肾血流量减少可出现血尿素氮、肌酐升高并可有肾功能不全的相应症状。

2. 体征

（1）肺部湿性啰音：由于肺毛细血管压增高，液体渗出到肺泡而出现湿性啰音。随着病情的加重，肺部啰音可从局限于肺底部直至全肺。侧卧位时下垂的一侧啰音较多。

（2）心脏体征：除基础心脏病的固有体征外，一般有心脏扩大及相对性二尖瓣关闭不全的反流性杂音、肺动脉瓣区第二心音亢进及第三心音或第四心音奔马律。

（二）右心衰竭

以体循环淤血为主要表现。

1. 症状

（1）消化道症状：胃肠道及肝淤血引起腹胀、食欲缺乏、恶心、呕吐等是右心衰最常见的症状。

（2）劳力性呼吸困难：继发于左心衰的右心衰呼吸困难业已存在。单纯性右心衰为分流性先天性心脏病或肺部疾病所致，也均有明显的呼吸困难。

2. 体征

（1）水肿：体静脉压力升高使软组织出现水肿，表现为始于身体低垂部位的对称性凹陷性水肿。也可表现为胸腔积液，以双侧多见，常以右侧为甚，单侧者以右侧多见，主要与体静脉和肺静脉压同时升高、胸膜毛细血管通透性增加有关。

（2）颈静脉征：颈静脉搏动增强、充盈、怒张是右心衰时的主要体征，肝颈静脉反流征阳性则更具特征性。

（3）肝大：肝淤血肿大常伴压痛，持续慢性右心衰可致心源性肝硬化。

（4）心脏体征：除基础心脏病的相应体征外，可因右心室显著扩大而出现三尖瓣关闭不全的反流性杂音。

（三）全心衰竭

左心衰竭继发右心衰竭而形成的全心衰竭，因右心衰竭时右心排血量减少，因此以往的阵发性呼吸困难等肺淤血症状反而有所减轻。扩张型心肌病等同时存在左、右心室衰竭者，肺淤血症状往往不严重，主要表现为左心衰竭心排血量减少的相关症状和体征。

【分期与分级】

（一）心力衰竭分期

A 期：前心衰阶段：病人存在心衰高危因素，但目前尚无心脏结构或功能异常，也无心衰的症状和（或）体征。包括高血压、冠心病、糖尿病和肥胖、代谢综合征等最终可累及心脏的疾病以及应用心脏毒性药物史、酗酒史、风湿热史或心肌病家族史等。

B 期：前临床心衰阶段：病人无心衰的症状和（或）体征，但已出现心脏结构改变，如左心室肥厚、无症状瓣膜性心脏病、既往心肌梗死史等。

C 期：临床心衰阶段：病人已有心脏结构改变，既往或目前有心衰的症状和（或）体征。

D 期：难治性终末期心衰阶段：病人虽经严格优化内科治疗，但休息时仍有症状，常伴心源性恶病质，须反复长期住院。

心衰分期全面评价了病情进展阶段，提出对不同阶段进行相应的治疗。通过治疗只能延缓而不

可能逆转病情进展。

（二）心力衰竭分级

1. 心力衰竭的严重程度

通常采用美国纽约心脏病学会（New York Heart Association，NYHA）的心功能分级方法。

Ⅰ级:心脏病病人日常活动量不受限制,一般活动不引起乏力、呼吸困难等心衰症状。

Ⅱ级:心脏病病人体力活动轻度受限,休息时无自觉症状,一般活动下可出现心衰症状。

Ⅲ级:心脏病病人体力活动明显受限,低于平时一般活动即引起心衰症状。

Ⅳ级:心脏病病人不能从事任何体力活动,休息状态下也存在心衰症状,活动后加重。

这种分级方案的优点是简便易行,但缺点是仅凭病人的主观感受和(或)医生的主观评价,短时间内变化的可能性较大,病人个体间的差异也较大。

2.6 分钟步行试验

简单易行、安全方便,通过评定慢性心衰病人的运动耐力评价心衰严重程度和疗效。要求病人在平直走廊里尽快行走,测定 6 分钟步行距离,根据 US Carvedilol 研究设定的标准,<150m、150~450m 和>450m 分别为重度、中度和轻度心衰。

【辅助检查】

(一)实验室检查

1. 利钠肽

是心衰诊断、病人管理、临床事件风险评估中的重要指标,临床上常用 BNP 及 NT-proBNP。未经治疗者若利钠肽水平正常可基本排除心衰诊断,已接受治疗者利钠肽水平高则提示预后差,但左心室肥厚、心动过速、心肌缺血、肺动脉栓塞、慢性阻塞性肺疾病(COPD)等缺氧状态、肾功能不全、肝硬化、感染、败血症、高龄等均可引起利钠肽升高,因此其特异性不高。

2. 肌钙蛋白

严重心衰或心衰失代偿期、败血症病人的肌钙蛋白可有轻微升高,但心衰病人检测肌钙蛋白更重要的目的是明确是否存在急性冠状动脉综合征。肌钙蛋白升高,特别是同时伴有利钠肽升高,也是心衰预后的强预测因子。

3. 常规检查

包括血常规、尿常规、肝肾功能、血糖、血脂、电解质等,对于老年及长期服用利尿剂、RAAS 抑制剂类药物的病人尤为重要,在接受药物治疗的心衰病人的随访中也需要适当监测。甲状腺功能检测不容忽视,因为无论甲状腺功能亢进或减退均可导致心力衰竭。

(二)心电图

心力衰竭并无特异性心电图表现,但能帮助判断心肌缺血、既往心肌梗死、传导阻滞及心律失常等。

(三)影像学检查

1. 超声心动图

更准确地评价各心腔大小变化及瓣膜结构和功能,方便快捷地评估心功能和判断病因,是诊断心力衰竭最主要的仪器检查。

(1)收缩功能:以收缩末及舒张末的容量差计算 LVEF 作为心力衰竭的诊断指标,虽不够精确,但方便实用。

(2)舒张功能:超声多普勒是临床上最实用的判断舒张功能的方法。可有导致舒张期功能不全的结构基础,如左心房肥大、左心室壁增厚等。心动周期中舒张早期心室充盈速度最大值为 E 峰,舒张晚期(心房收缩)心室充盈最大值为 A 峰,E/A 比值正常人不应小于 1.2,中青年更大。舒张功能不全时,E 峰下降,A 峰增高,E/A 比值降低。对于难以准确评价 A 峰的心房颤动病人,可利用组织多普勒评估二尖瓣环测得 E/E′比值,若>15,则提示存在舒张功能不全。但尚需根据病人临床表现综合评价是否存在舒张功能不全,而不能单纯依据超声结果进行诊断。

2. X 线检查

是确诊左心衰竭肺水肿的主要依据,并有助于心衰与肺部疾病的鉴别。心影大小及形态为心脏病的病因诊断提供了重要的参考资料,心脏扩大的程度和动态改变也间接反映了心脏的功能状态,但并非所有心衰病人均存在心影增大。

X 线胸片可反映肺淤血。早期肺静脉压增高时,主要表现为肺门血管影增强,上肺血管影增多与下肺纹理密度相仿甚至多于下肺。肺动脉压力增高可见右下肺动脉增宽,进一步出现间质性肺水肿可使肺野模糊,KerleyB 线是在肺野外侧清晰可见的水平线状影,是肺小叶间隔内积液的表现,是慢性肺淤血的特征性表现。急性肺泡性肺水肿时肺门呈蝴蝶状,肺野可见大片融合的阴影。左心衰竭还可见胸腔积液和叶间胸膜增厚。

3. 心脏磁共振(cardiac magnetic resonance,CMR)

能评价左右心室容积、心功能、节段性室壁运动、心肌厚度、心脏肿瘤、瓣膜、先天性畸形及心包疾病等。因其精确度及可重复性而成为评价心室容积、室壁运动的金标准。增强磁共振能为心肌梗死、心肌炎、心包炎、心肌病、浸润性疾病提供诊断依据。

4.冠状动脉造影(coronary angiography,CAG)

对于拟诊冠心病或有心肌缺血症状、心电图或负荷试验有心肌缺血表现者,可行冠状动脉造影明确病因诊断。

5.放射性核素检查

放射性核素心血池显影能相对准确地评价心脏大小和LVEF,还可通过记录放射活性-时间曲线计算左心室最大充盈速率以反映心脏舒张功能。常同时行心肌灌注显像评价存活/缺血心肌,但在测量心室容积或更精细的心功能指标方面价值有限。

(四)有创性血流动力学检查

急性重症心衰病人必要时采用床旁右心漂浮导管(Swan-Ganz导管)检查,经静脉将漂浮导管插入至肺小动脉,测定各部位的压力及血液含氧量,计算心脏指数(CI)及肺毛细血管楔压(PCWP),直接反映左心功能,正常时$CI>2.5L/(min \cdot m^2)$,PCWP<12mmHg。

危重病人也可采用脉搏指示剂连续心排血量监测(pulse indicator continuous cardiac output,PiCCO)动态监测,经外周动、静脉置管,应用指示剂热稀释法估测血容量、外周血管阻力、全心排血量等指标,更好地指导容量管理,通常仅适用于具备条件的CCU、ICU等病房。

(五)心-肺运动试验

仅适用于慢性稳定性心衰病人,在评估心功能并判断心脏移植的可行性方面切实有效。运动时肌肉需氧量增高,心排血量相应增加。正常人每增加$100ml/(min \cdot m^2)$的耗氧量,心排血量需增加$600ml/(min \cdot m^2)$。当病人的心排血量不能满足运动需求时,肌肉组织就从流经它的单位容积血中提取更多的氧,致动-静脉血氧差值增大。在氧供应绝对不足时,即出现无氧代谢,乳酸增加,呼气中CO_2含量增加。

1.最大耗氧量$[VO_{2max},ml/(min \cdot kg)]$

即运动量虽继续增加,耗氧量不再增加时的峰值,表明心排血量已不能按需要继续增加。心功能正常时应>20,轻至中度心功能受损时为16~20,中至重度受损时为10~15,极重度受损时<10。

2. 无氧阈值

即呼气中 CO_2 的增长超过了氧耗量的增长,标志着无氧代谢的出现,以开始出现两者增加不成比例时的氧耗量作为代表值,此值愈低说明心功能愈差。

【诊断与鉴别诊断】

(一)诊断

心力衰竭完整的诊断包括病因学诊断、心功能评价及预后评估。

心力衰竭须综合病史、症状、体征及辅助检查做出诊断。主要诊断依据为原有基础心脏病的证据及循环淤血的表现。症状、体征是早期发现心衰的关键,完整的病史采集及详尽的体格检查非常重要。左心衰竭的不同程度呼吸困难、肺部啰音,右心衰竭的颈静脉征、肝大、水肿,以及心衰的心脏奔马律、瓣膜区杂音等是诊断心衰的重要依据。但症状的严重程度与心功能不全程度无明确相关性,需行客观检查并评价心功能。BNP 测定也可作为诊断依据,并能帮助鉴别呼吸困难的病因。

判断原发病非常重要,因为某些引起左心室功能不全的情况如瓣膜病能够治疗或逆转。同时也应明确是否存在可导致症状发生或加重的并发症。

预后评估:生存率是针对人群的描述,对病人而言,个体的预后更值得关注。准确的预后评估可为病人及家属对未来生活的规划提供必要的信息,也能判断心脏移植及机械辅助治疗的可行性。LVEF 降低、NYHA 分级恶化、低钠血症、VO_{2max} 降低、血细胞比容下降、QRS 波增宽、持续性低血压、心动过速、肾功能不全、传统治疗不能耐受、顽固性高容量负荷、BNP 明显升高等均为心衰高风险及再入院率、死亡率的预测因子。

(二)鉴别诊断

心力衰竭主要应与以下疾病相鉴别:

1. 支气管哮喘

严重左心衰竭病人常出现"心源性哮喘",应与支气管哮喘相鉴别。前者多见于器质性心脏病病人,发作时必须坐起,重症者肺部有干、湿性啰音,甚至咳粉红色泡沫痰;后者多见于青少年有过敏史,发作时双肺可闻及典型哮鸣音,咳出白色黏痰后呼吸困难常可缓解。测定血浆 BNP 水平对鉴别心源性和支气管性哮喘有较大的参考价值。

2. 心包积液、缩窄性心包炎

由于腔静脉回流受阻同样可以引起颈静脉怒张、肝大、下肢水肿等表现，应根据病史、心脏及周围血管体征进行鉴别，超声心动图、CMR 可确诊。

3. 肝硬化腹腔积液伴下肢水肿

应与慢性右心衰竭鉴别，除基础心脏病体征有助于鉴别外，非心源性肝硬化不会出现颈静脉怒张等上腔静脉回流受阻的体征。

【治疗】

心衰的治疗目标为防止和延缓心力衰竭的发生发展；缓解临床症状，提高生活质量；改善长期预后，降低病死率与住院率。治疗原则：采取综合治疗措施，包括对各种可致心功能受损的疾病如冠心病、高血压、糖尿病的早期管理，调节心力衰竭的代偿机制，减少其负面效应，如拮抗神经体液因子的过度激活，阻止或延缓心室重塑的进展。

（一）一般治疗

1. 生活方式管理

（1）病人教育：心衰病人及家属应得到准确的有关疾病知识和管理的指导，内容包括健康的生活方式、平稳的情绪、适当的诱因规避、规范的药物服用、合理的随访计划等。

（2）体重管理：日常体重监测能简便直观地反映病人体液潴留情况及利尿剂疗效，帮助指导调整治疗方案。体重改变往往出现在临床体液潴留症状和体征之前。部分严重慢性心力衰竭病人存在临床或亚临床营养不良，若病人出现大量体脂丢失或干重减轻称为心源性恶病质，往往预示预后不良。

（3）饮食管理：心衰病人血容量增加，体内水钠潴留，减少钠盐摄入有利于减轻上述情况，但在应用强效排钠利尿剂时过分严格限盐可导致低钠血症。

2. 休息与活动

急性期或病情不稳定者应限制体力活动，卧床休息，以降低心脏负荷，有利于心功能的恢复。但长期卧床易发生深静脉血栓形成甚至肺栓塞，同时也可能出现消化功能减低、肌肉萎缩、坠积性肺炎、压疮等,适宜的活动能提高骨骼肌功能,改善活动耐量。因此,应鼓励病情稳定的心衰病人主动运动,根据病情轻重不同,在不诱发症状的前提下从床边小坐开始逐步增加有氧运动。

3. 病因治疗

(1)病因治疗:对所有可能导致心脏功能受损的常见疾病如高血压、冠心病、糖尿病、代谢综合征等,在尚未造成心脏器质性改变前即应早期进行有效治疗。对于少数病因未明的疾病如原发性扩张型心肌病等亦应早期积极干预,延缓疾病进展。

(2)消除诱因:常见的诱因为感染,特别是呼吸道感染,应积极选用适当的抗感染治疗。快心室率心房颤动应尽快控制心室率,如有可能应及时复律。应注意排查及纠正潜在的甲状腺功能异常、贫血等。

(二)药物治疗

1. 利尿剂

利尿剂是心力衰竭治疗中改善症状的基石,是心衰治疗中唯一能够控制体液潴留的药物,但不能作为单一治疗。原则上在慢性心衰急性发作和明显体液潴留时应用。利尿剂的适量应用至关重要,剂量不足则体液潴留,将减低 RAAS 抑制剂的疗效并增加 β 受体拮抗剂的负性肌力作用;剂量过大则容量不足,将增加 RAAS 抑制剂及血管扩张剂的低血压及肾功能不全风险。

(1)袢利尿剂:以呋塞米(速尿)为代表,作用于髓袢升支粗段,排钠排钾,为强效利尿剂。对轻度心衰病人一般小剂量(20mg 每日 1 次口服)起始,逐渐加量,一般控制体重下降 0.5~1.0kg/d 直至干重;重度慢性心力衰竭者可增至 100mg 每日 2 次,静脉注射效果优于口服。但须注意低血钾的副作用,应监测血钾。

(2)噻嗪类利尿剂:以氢氯噻嗪(双氢克尿噻)为代表,作用于肾远曲小管近端和髓袢升支远端,抑制钠的重吸收,并因 Na^+-K^+ 交换同时降低钾的重吸收。GFR<30ml/min 时作用明显受限。轻度心力衰竭可首选此药,12.5~25mg 每日 1 次起始,逐渐加量,可增至每日 75~100mg,分 2~3 次服用,同时注意电解质平衡,常与保钾利尿剂合用。因可抑制尿酸排泄引起高尿酸血症,长期大剂量应用可影响糖、脂代谢。

(3)保钾利尿剂:作用于肾远曲小管远端,通过拮抗醛固酮或直接抑制 Na^+-K^+ 交换而具有保钾作用,利尿作用弱,多与上述两类利尿剂联用以加强利尿效果并预防低血钾。常用的有:螺内酯(安体舒通)、氨苯蝶啶、阿米洛利。

电解质紊乱是利尿剂长期使用最常见的副作用,特别是低血钾或高血钾均可导致严重后果,应注意监测。对于低钠血症应谨慎区分缺钠性(容量减少性)与稀释性(难治性水肿)。前者尿少而比重高,应给予高渗盐水补充钠盐;后者见于心力衰竭进行性恶化病人,尿少而比重低,应严格限制水的摄入。

(4)AVP受体拮抗剂(托伐普坦 tdvaptan):通过结合 V_2 受体减少水的重吸收,不增加排钠,因此可用于治疗伴有低钠血症的心力衰竭。

2. RAAS 抑制剂

(1)血管紧张素转换酶抑制剂(angiotensin converting enzyme inhibitors, ACEI):通过抑制 ACE 减少血管紧张素 II(angiotensin II AT II)生成而抑制 RAAS;并通过抑制缓激肽降解而增强缓激肽活性及缓激肽介导的前列腺素生成,发挥扩血管作用,改善血流动力学;通过降低心衰病人神经-体液代偿机制的不利影响,改善心室重塑。临床研究证实 ACEI 早期足量应用除可缓解症状,还能延缓心衰进展,降低不同病因、不同程度心力衰竭病人及伴或不伴冠心病病人的死亡率。

ACEI 以小剂量起始,如能耐受则逐渐加量,开始用药后 1~2 周内监测肾功能与血钾,后定期复查,长期维持终身用药。

ACEI 的副作用主要包括低血压、肾功能一过性恶化、高血钾、干咳和血管性水肿等。有威胁生命的不良反应(血管性水肿和无尿性肾衰竭)、妊娠期妇女及 ACEI 过敏者应禁用;低血压、双侧肾动脉狭窄、血肌酐明显升高(>265μmol/L)、高血钾(>5.5mmol/L)者慎用。非甾体消炎药(NSAIDs)会阻断 ACEI 的疗效并加重其副作用,应避免使用。

(2)血管紧张素受体拮抗剂(angiotensin receptor blockers, ARB):ARB 可阻断经 ACE 和非 ACE 途径产生的 AT II 与 AT,受体结合,阻断 RAS 的效应,但无抑制缓激肽降解作用,因此干咳和血管性水肿的副作用较少见。心衰病人治疗首选 ACEI,当 ACEI 引起干咳、血管性水肿时,不能耐受者可改用 ARB,但已使用 ARB 且症状控制良好者无须换为 ACEI。研究证实 ACEI 与 ARB 联用并不能使心衰病人获益更多,反而增加不良反应,特别是低血压和肾功能损害的发生,因此目前不主张心衰病人 ACEI 与 ARB 联合应用。

(3)血管紧张素受体脑啡肽酶抑制剂(ARNI):通过沙库巴曲代谢产物 LBQ657 抑制脑啡肽酶,同时通过缬沙坦阻断 AT_1 受体,抑制血管收缩,改善心肌重构,显著降低心衰住院和心血管死亡风险,改善心衰症状和生活质量,推荐用于 HFrEF

病人。

(4)醛固酮受体拮抗剂:螺内酯等抗醛固酮制剂作为保钾利尿剂,能阻断醛固酮效应,抑制心血管重塑,改善心衰的远期预后。但必须注意血钾的监测,近期有肾功能不全、血肌酐升高或高钾血症者不宜使用。依普利酮(eplerenone)是一种选择性醛固酮受体拮抗剂,可显著降低轻度心衰病人心血管事件的发生风险、减少住院率、降低心血管病死亡率,且尤其适用于老龄、糖尿病和肾功能不全病人。

(5)肾素抑制剂:血浆肾素活性是动脉粥样硬化、糖尿病和心力衰竭等病人发生心血管事件和预测死亡率的独立危险因素。阿利吉仑(aliskiren)为直接肾素抑制剂,并阻断噻嗪类利尿剂、ACEI/ARB 应用所致的肾素堆积,有效降压且对心率无明显影响。但有待进一步研究以获得更广泛的循证依据,目前不推荐用于ACEI/ARB 的替代治疗。

3. β 受体拮抗剂

β 受体拮抗剂可抑制交感神经激活对心力衰竭代偿的不利作用。心力衰竭病人长期应用 β 受体拮抗剂能减轻症状、改善预后、降低死亡率和住院率,且在已接受 ACEI 治疗的病人中仍能观察到 β 受体拮抗剂的上述益处,说明这两种神经内分泌系统阻滞剂的联合应用具有叠加效应。

目前已经临床验证的 β 受体拮抗剂包括选择性 β_1 受体拮抗剂美托洛尔、比索洛尔与非选择性肾上腺素能 α_1、β_1 和 β_2 受体拮抗剂卡维地洛(carvedilol)。β 受体拮抗剂的禁忌证为支气管痉挛性疾病、严重心动过缓、二度及二度以上房室传导阻滞、严重周围血管疾病(如雷诺病)和重度急性心衰。所有病情稳定并无禁忌证的心功能不全病人一经诊断均应立即以小剂量起始应 β 受体拮抗剂,逐渐增加达最大耐受剂量并长期维持。其主要目的在于延缓疾病进展,减少猝死。对于存在体液潴留的病人应与利尿剂同时使用。

突然停用 β 受体拮抗剂可致临床症状恶化,应予避免。多项临床试验表明,在慢性心力衰竭急性失代偿期或急性心力衰竭时,持续服用原剂量 β 受体拮抗剂不仅不增加风险,且较减量或中断治疗者临床转归更好。因此,对于慢性心衰急性失代偿的病人,应根据病人的实际临床情况,在血压允许的范围内尽可能地继续 β 受体拮抗剂治疗,以获得更佳的治疗效果。

4. 正性肌力药

(1)洋地黄类药物:洋地黄类药物作为正性肌力药物的代表用于治疗心衰已

有两百余年的历史。研究证实地高辛(digoxin)可显著减轻轻中度心衰病人的临床症状,改善生活质量,提高运动耐量,减少住院率,但对生存率无明显改变。

洋地黄类药物通过抑制 Na^+-K^+-ATP 酶发挥药理作用:①正性肌力作用:促进心肌细胞 $Ca^{2+}-Na^+$ 交换,升高细胞内 Ca^{2+} 浓度而增强心肌收缩力。而细胞内 K^+ 浓度降低,成为洋地黄中毒的重要原因。②电生理作用:一般治疗剂量下,洋地黄可抑制心脏传导系统,对房室交界区的抑制最为明显。当血钾过低时,更易发生各种快速型心律失常。③迷走神经兴奋作用:作用于迷走神经传入纤维增加心脏压力感受器的敏感性,反馈抑制中枢神经系统的兴奋冲动,可对抗心衰时交感神经兴奋的不利影响,但尚不足以取代 β 受体拮抗剂的作用。④作用于肾小管细胞,减少钠的重吸收并抑制肾素分泌。

洋地黄制剂:地高辛是最常用且唯一经过安慰剂对照研究进行疗效评价的洋地黄制剂,常以每日 0.125mg 起始并维持,70 岁以上、肾功能损害或干重低的病人应予更小剂量(隔日 0.125mg)起始。毛花苷 C(lanatosideC,西地兰)、毒毛花苷 K(strophanthinK)为快速起效的静脉注射用制剂,适用于急性心力衰竭或慢性心衰加重时。

洋地黄的临床应用:伴有快速心房颤动/心房扑动的收缩性心力衰竭是应用洋地黄的最佳指征,包括扩张型心肌病、二尖瓣或主动脉瓣病变、陈旧性心肌梗死及高血压性心脏病所致慢性心力衰竭。在利尿剂、ACEI/ARB 和 β 受体拮抗剂治疗过程中仍持续有心衰症状的病人可考虑加用地高辛。但对代谢异常引起的高排血量心衰如贫血性心脏病、甲状腺功能亢进以及心肌炎、心肌病等病因所致心衰,洋地黄治疗效果欠佳。肺源性心脏病常伴低氧血症,与心肌梗死、缺血性心肌病均易发生洋地黄中毒,应慎用;应用其他可能抑制窦房结或房室结功能或可能影响地高辛血药浓度的药物(如胺碘酮 β 受体阻滞剂)时须慎用或减量;存在流出道梗阻如肥厚型心肌病、主动脉瓣狭窄的病人,增加心肌收缩性可能使原有的血流动力学障碍更为加重,禁用洋地黄;风湿性心脏病单纯二尖瓣狭窄伴窦性心律的肺水肿病人因增加右心室收缩功能可能加重肺水肿程度而禁用;严重窦性心动过缓或房室传导阻滞病人在未植入起搏器前禁用。对于液体潴留或低血压等心衰症状急性加重的病人,应首选静脉制剂,待病情稳定后再应用地高辛作为长期治疗策略之一。

洋地黄制剂应用过程中应警惕洋地黄中毒的发生。心肌缺血、缺氧及低血钾、低血镁、甲状腺功能减退、肾功能不全的情况下更易出现洋地黄中毒,其最重要的表现为各类心律失常,以室性期前收缩常见,多表现为二联律,非阵发性交界区心动过速,房性期前收缩,心房颤动及房室传导阻滞等。快速房性心律失常伴传导阻滞是洋地黄中毒的特征性表现。胃肠道表现如恶心、呕吐,以及神经系统症状如视物模糊、黄视、绿视,定向力障碍、意识障碍等则较少见。发生洋地黄中毒后应立即停药。单发性室性期前收缩,一度房室传导阻滞等停药后常自行消失;对快速型心律失常者,如血钾浓度低则可用静脉补钾,如血钾不低可用利多卡因或苯妥英钠,电复律因易致心室颤动,一般禁用;有传导阻滞及缓慢型心律失常者可予阿托品静脉注射;异丙肾上腺素易诱发室性心律失常,故不宜应用。

(2)非洋地黄类正性肌力药

1)β受体兴奋剂:多巴胺与多巴酚丁胺是常用的静脉制剂,多巴胺是去甲肾上腺素前体,较小剂量[<2μg/(kg·min)]激动多巴胺受体,可降低外周阻力,扩张肾血管、冠脉和脑血管;中等剂量[2~5μg/(kg·min)]激动$β_1$和$β_2$受体,表现为心肌收缩力增强,血管扩张,特别是肾小动脉扩张,心率加快不明显,能显著改善心力衰竭的血流动力学异常;大剂量[5~10μg/(kg·min)]则可兴奋α受体,出现缩血管作用,增加左心室后负荷。多巴酚丁胺是多巴胺的衍生物,扩血管作用不如多巴胺明显,加快心率的效应也比多巴胺小。两者均只能短期静脉应用,在慢性心衰加重时起到帮助病人渡过难关的作用,连续用药超过72小时可能出现耐药,长期使用将增加死亡率。

2)磷酸二酯酶抑制剂:包括米力农、氨力农等,通过抑制磷酸二酯酶活性促进Ca^{2+}通道膜蛋白磷酸化,Ca^{2+}内流增加,从而增强心肌收缩力。磷酸二酯酶抑制剂短期应用可改善心衰症状,但已有大规模前瞻性研究证明,长期应用米力农治疗重症慢性心力衰竭,死亡率增加,其他的相关研究也得出同样的结论。因此,仅对心脏术后急性收缩性心力衰竭、难治性心力衰竭及心脏移植前的终末期心力衰竭的病人短期应用。

心衰病人的心肌处于血液或能量供应不足的状态,过度或长期应用正性肌力药物将扩大能量的供需矛盾,加重心肌损害,增加死亡率。因此,在心衰治疗中不应以正性肌力药取代其他治疗用药。

5.伊伐布雷定(ivabradine)

选择性特异性窦房结I_f电流抑制剂,减慢窦性心律,延长舒张期,改善左心室功能及生活质量,对心脏内传导、心肌收缩或心室复极化无影响,且无β受体拮抗剂的不良反应或反跳现象。

6.扩血管药物

慢性心力衰竭的治疗并不推荐血管扩张药物的应用,仅在伴有心绞痛或高血压的病人可考虑联合治疗,对存在心脏流出道或瓣膜狭窄的病人应禁用。

(三)非药物治疗

1.心脏再同步化治疗(CRT)

部分心力衰竭病人存在房室、室间和(或)室内收缩不同步,进一步导致心肌收缩力降低。CRT通过改善房室、室间和(或)室内收缩同步性增加心排量,可改善心衰症状、运动耐量,提高生活质量,减少住院率并明显降低死亡率。慢性心力衰竭病人CRT的I类适应证包括:已接受最佳药物治疗仍持续存在心力衰竭症状的窦性心律病人、NYHA分级Ⅱ~Ⅳ级、LVEF≤35%、QRS波呈CLBBB图形、QRS间期>130毫秒。对于有高度房室传导阻滞和心室起搏指征的射血分数减低的心衰病人,无论NYHA分级如何,均推荐使用CRT,包括房颤病人。Ⅱa类适应证包括:已接受最佳药物治疗仍持续存在心力衰竭症状的窦性心律病人、NYHA分级Ⅱ~Ⅳ级、LVEF<35%、QRS波呈非CLBBB图形、QRS间期>150毫秒。但部分病人对CRT治疗反应不佳,完全性左束支传导阻滞是CRT有反应的最重要预测指标。

2.植入型心律转复除颤器(ICD)

中至重度心衰病人逾半数死于恶性室性心律失常所致的心脏性猝死,而ICD可用于LVEF≤35%,优化药物治疗3个月以上NYHA仍为Ⅱ级或Ⅲ级病人的一级预防,也可用于HFrEF心脏停搏幸存者或伴血流动力学不稳定持续性室性心律失常病人的二级预防。

3.左室辅助装置(left ventricular assistant device,LVAD)

适用于严重心脏事件后或准备行心脏移植术病人的短期过度治疗和急性心衰的辅助性治疗。LVAD的小型化、精密化、便携化已可实现,有望用于药物疗效不佳的心衰病人,成为心衰器械治疗的新手段。

4.心脏移植

是治疗顽固性心力衰竭的最终治疗方法。但因其供体来源及排斥反应而难以广泛开展。

5.其他非药物治疗新进展

对于一部分心衰病人,优化药物治疗仍难以奏效,而上述非药物治疗尚具有局限性。其他一些非药物治疗手段如经导管二尖瓣修复术、经皮左心室室壁瘤减容术、心血管再生及基因治疗等,目前仍处于临床试验阶段,可能将为心衰治疗提供新方法。

（四）HFpEF 的治疗

HFpEF 治疗的原则与 HFrEF 有所差别,主要措施如下:

1. 积极寻找并治疗基础病因

如治疗冠心病或主动脉瓣狭窄、有效控制血压等。

2. 降低肺静脉压

限制钠盐摄入,应用利尿剂;若肺淤血症状明显,可小剂量应用静脉扩张剂（硝酸盐制剂）减少静脉回流,但应避免过量致左心室充盈量和心排血量明显下降。

3. β 受体阻滞剂

主要通过减慢心率使舒张期相对延长而改善舒张功能,同时降低高血压,减轻心肌肥厚,改善心肌顺应性。因此其应用不同于收缩性心力衰竭,一般治疗目标为维持基础心率 50~60 次/分。

4. 钙通道拮抗剂

降低心肌细胞内钙浓度,改善心肌主动舒张功能;降低血压,改善左心室早期充盈,减轻心肌肥厚,主要用于肥厚型心肌病。维拉帕米和地尔硫䓬尽管有一定的负性肌力作用,但能通过减慢心率而改善舒张功能。

5. ACEI/ARB

有效控制高血压,从长远来看改善心肌及小血管重构,有利于改善舒张功能,最适用于高血压性心脏病及冠心病。

6. 维持窦性心律

尽量维持窦性心律,保持房室顺序传导,保证心室舒张期充分的容量。

7. 合理用药

在无收缩功能障碍的情况下,禁用正性肌力药物。

第三节 急性心力衰竭

急性心力衰竭(acute heart failure,AHF)是指心力衰竭急性发作和(或)加重的一种临床综合征,可表现为急性新发或慢性心衰急性失代偿。

【类型】

(一)临床分类

1. 急性左心衰竭

急性发作或加重的心肌收缩力明显降低、心脏负荷加重,造成急性心排血量骤降、肺循环压力突然升高、周围循环阻力增加,出现急性肺淤血、肺水肿并可伴组织器官灌注不足和心源性休克的临床综合征。包括慢性心衰急性失代偿、急性冠脉综合征、高血压急症、急性心瓣膜功能障碍、急性重症心肌炎、围生期心肌病和严重心律失常。

2. 急性右心衰竭

右心室心肌收缩力急剧下降或右心室的前后负荷突然加重,引起右心排血量急剧减低的临床综合征,常由右心室梗死、急性大面积肺栓塞、右心瓣膜病所致。

(二)严重程度分类

Killip 分级适用于评价急性心肌梗死时心力衰竭的严重程度。

Ⅰ级:无心力衰竭的临床症状与体征。

Ⅱ级:有心力衰竭的临床症状与体征。肺部 50% 以下肺野湿性啰音,心脏第三心音奔马律。

Ⅲ级:严重的心力衰竭临床症状与体征。严重肺水肿,肺部 50% 以上肺野湿性啰音。

Ⅳ级:心源性休克。

【临床表现】

突发严重呼吸困难,呼吸频率常达 30~50 次/分,强迫坐位、面色灰白、发绀、大汗、烦躁,同时频繁咳嗽,咳粉红色泡沫状痰。极重者可因脑缺氧而致神志模糊。

发病伊始可有一过性血压升高,病情如未缓解,血压可持续下降直至休克。听诊时两肺满布湿性啰音和哮鸣音,心尖部第一心音减弱,率快,同时有舒张早期第三心音奔马律,肺动脉瓣第二心音亢进。

心源性休克主要表现:持续性低血压,收缩压降至 90mmHg 以下持续 30 分钟以上,PCWP>18mmHg,CI≤2.2L/(min·m^2),伴组织低灌注状态,如皮肤湿冷、苍白和发绀,尿量显著减少,意识障碍,代谢性酸中毒。

胸部 X 线片显示:早期间质水肿时,上肺静脉充盈、肺门血管影模糊、小叶间隔增厚;肺水肿时表现为蝶形肺门;严重肺水肿时,为弥漫满肺的大片阴影。重症病人采用漂浮导管行床旁血流动力学监测,肺毛细血管楔压随病情加重而增高,心脏指数则相反。

【诊断与鉴别诊断】

根据典型症状与体征,一般不难做出诊断。临床评估时应尽快明确:容量状态、循环灌注状态、急性心衰诱因及并发症情况。疑似病人可行 BNP/NT-proBNP 检测鉴别,阴性者几乎可排除急性心力衰竭的诊断。

【治疗】

急性左心衰竭时的缺氧和严重呼吸困难是致命的威胁,必须尽快缓解。治疗目标:改善症状,稳定血流动力学状态,维护重要脏器功能,避免复发,改善预后。

(一)一般处理

1. 体位

半卧位或端坐位,双腿下垂,以减少静脉回流。

2. 吸氧

立即高流量鼻管给氧,严重者采用无创呼吸机持续加压(CPAP)或双水平气道正压(BiPAP)给氧,增加肺泡内压,既可加强气体交换,又可对抗组织液向肺泡内渗透。

3. 救治准备

静脉通道开放,留置导尿管,心电监护及经皮血氧饱和度监测等。

4. 出入量管理

合理控制出入量。

（二）药物治疗

1. 镇静

吗啡 3~5mg 静脉注射不仅可以使病人镇静,减少躁动所带来的额外的心脏负担,同时也具有舒张小血管的功能而减轻心脏负荷。必要时每间隔 15 分钟重复 1 次,共 2~3 次。老年病人可减量或改为肌内注射。

2. 快速利尿

呋塞米 20~40mg 于 2 分钟内静脉注射,4 小时后可重复 1 次。除利尿作用外,还有静脉扩张作用,有利于肺水肿缓解。

3. 氨茶碱

解除支气管痉挛,并有一定的增强心肌收缩、扩张外周血管作用。

4. 洋地黄类药物

毛花苷 C 静脉给药最适合用于有快速心室率的心房颤动并心室扩大伴左心室收缩功能不全者,首剂 0.4~0.8mg,2 小时后可酌情续用 0.2~0.4mg。

（三）血管活性药物

1. 血管扩张剂

须密切监测血压变化,小剂量慢速给药并合用正性肌力药物。

（1）硝普钠:为动、静脉血管扩张剂,静脉注射后 2~5 分钟起效,起始剂量 0.3μg/（kg·min）静脉滴注,根据血压逐步加量。因含有氰化物,用药时间不宜连续超过 24 小时。

（2）硝酸酯类:扩张小静脉,降低回心血量,使左室舒张末压及肺血管压降低,病人对本药的耐受量个体差异很大,常用药物包括硝酸甘油、双硝酸异山梨酯。后者耐药性和血压、浓度稳定性优于硝酸甘油。

（3）α 受体拮抗剂:选择性结合 α 肾上腺受体,扩张血管,降低外周阻力,减轻心脏后负荷,并降低肺毛细血管压,减轻肺水肿,也有利于改善冠状动脉供血。常用药物乌拉地尔（umpidil）,扩张静脉的作用大于动脉,并能降低肾血管阻力,还可激活中枢 5-羟色胺 1A 受体,降低延髓心血管调节中枢交感神经冲动发放,且对心率无明显影响。

（4）人重组脑钠肽（rhBNP）:奈西立肽（nesiritide）扩张静脉和动脉,降低前、后负荷,并具有排钠利尿、抑制 RAAS 和交感神经系统、扩张血管等作用,适用于急性失代偿性心衰。

2. 正性肌力药物

(1)β 受体兴奋剂:小到中等剂量多巴胺可通过降低外周阻力,增加肾血流量,增加心肌收缩力和心排血量而均有利于改善症状。但大剂量可增加左心室后负荷和肺动脉压而对病人有害。多巴酚丁胺起始剂量同多巴胺,根据尿量和血流动力学监测结果调整,应注意其致心律失常的副作用。

(2)磷酸二酯酶抑制剂:米力农兼有正性肌力及降低外周血管阻力的作用,在扩血管利尿的基础上短时间应用米力农可能取得较好的疗效。

(3)左西孟旦(levosimendan):通过结合于心肌细胞上的肌钙蛋白 C 增强心肌收缩,并通过介导腺苷三磷酸敏感的钾通道,扩张冠状动脉和外周血管,改善顿抑心肌的功能,减轻缺血并纠正血流动力学紊乱,适用于无显著低血压或低血压倾向的急性左心衰病人。

3. 血管收缩剂

去甲肾上腺素、肾上腺素等对外周动脉有显著缩血管作用的药物,多用于正性肌力药无明显改善的心源性休克。收缩外周血管重分配血流但以增加左室后负荷为代价提高血压,保证重要脏器灌注。

(四)非药物治疗

1. 机械通气

包括无创机械通气和气管插管机械通气,应用于合并严重呼吸衰竭经常规治疗不能改善者及心肺复苏病人。

2. 连续性肾脏替代治疗(continuous renal replacement therapy,CRRT)

在高容量负荷且对利尿剂抵抗、低钠血症且出现相应临床症状、肾功能严重受损且药物不能控制时,可用于代谢废物和液体的滤除,维持体内稳态。

3. 机械辅助循环支持装置

急性心衰经常规药物治疗无明显改善时可应用。

(1)主动脉内球囊反搏(intra-aortic balloon counterpulsation,IABP):可用于冠心病急性左心衰病人,有效改善心肌灌注,降低心肌耗氧量并增加心排血量。

(2)体外膜式氧合(extracorporeal membrane oxygenation,ECMO):在心脏不能维持全身灌注或者肺不能进行充分气体交换时提供体外心肺功能支持。急性心衰时可替代心脏功能,使心脏有充分的时间恢复,可作为心脏移植过渡治疗。

（3）可植入式电动左心室辅助泵 Impella：在急性心衰时通过辅助心室泵血来维持外周灌注并减少心肌耗氧量,从而减轻心脏的损伤。常用于左心室,也有用于右心室的设备。可用于高危冠心病病人和急性心肌梗死病人。

（五）病因治疗

应根据条件适时对诱因及基本病因进行治疗。

第三章　心律失常

第一节　概　述

正常情况下,心脏以一定范围的频率发生有规律的搏动,这种搏动的冲动起源于窦房结,以一定的顺序和速率传导至心房和心室,协调心脏各部位同步收缩、形成一次心搏,周而复始,为正常节律。心律失常是指心脏冲动的频率、节律、起源部位、传导速度或激动次序的异常。其可见于生理情况,更多见于病理性状态,包括心脏本身疾病和非心脏疾病。

【心脏传导系统】

心脏传导系统由负责正常心电冲动形成与传导的特殊心肌组成,包括窦房结、结间束、房室结、希氏束、左、右束支和浦肯野纤维网。

窦房结是心脏正常窦性心律的起搏点,位于上腔静脉入口与右心房后壁的交界处,长 10～20mm,宽 2～3mm,主要由 P(起搏)细胞与 T(移行)细胞组成。窦房结通常起搏频率为 60～100 次/分,冲动在 P 细胞形成后,通过 T 细胞传导至窦房结以外的心房组织。窦房结动脉起源于右冠状动脉者占 60%,起源于左冠状动脉回旋支者占 40%。

结间束连接窦房结与房室结,分成前、中与后三束。房室结位于房间隔的右后下部、冠状窦开口前、三尖瓣附着部的上方,长 7mm,宽 4mm。其上部为移行细胞区,与心房肌接续;中部为致密部,肌纤维交织排列;下部纤维呈纵向行走,延续至希氏束。房室结是最重要的次级起搏点,频率一般为 40～60 次/分。房室结的血供通常来自右冠状动脉。

希氏束为索状结构,长约 15mm,起自房室结前下缘,穿越中央纤维体后,走行于室间隔嵴上,然后分成左、右束支。左束支稍后分为左前分支和左后分支,分别进入两组乳头肌。由于左束支最先抵达室间隔左室面,遂使该区域成为心脏最早的激动部位。右束支沿室间隔右侧面行进,至前乳头肌根部分成许多细小分支,其主干细而长,易受损伤而发生传导阻滞。左、右束支的终末部呈树枝状分布,组成浦肯野纤维网,潜行于心内膜下。这些组织的血液供应来自冠状动脉前降支与后降支。

正常心电活动的顺序是冲动在窦房结形成后,由结间束和普通心房肌传递,抵达房室结及左心房;冲动在房室结内传导速度极为缓慢,抵达希氏束后传导再度加速;束支与浦肯野纤维的传导速度极快,使全部心室肌几乎同时被激动。最后,冲动抵达心外膜,完成一次心动周期。

心脏传导系统接受迷走神经与交感神经的双重调节。迷走神经兴奋性增加抑制窦房结的自律性与传导性,延长窦房结与周围组织的不应期,减慢房室结传导并延长其不应期;交感神经的作用与迷走神经相反。

【心律失常的病因】

心律失常的病因可分为遗传性和后天获得性。

遗传性心律失常多为基因突变导致的离子通道病,使得心肌细胞离子流发生异常。目前已经明确的遗传性心律失常包括长 QT 间期综合征、短 QT 间期综合征、Brngada 综合征、儿茶酚胺敏感性室性心动过速、早期复极综合征等,部分心房颤动和预激综合征病人也具有基因突变位点。此外,进行性心脏传导疾病、肥厚型心肌病、致心律失常型心肌病和左室致密化不全等心肌病,以及特发性室颤、心律失常猝死综合征和婴儿不明原因猝死等也与遗传因素有关。临床上确定或者怀疑遗传性心律失常疾病导致的心脏性猝死病人或幸存者及其直系亲属,应加强离子通道病和心肌病基因检测与风险评估。

后天获得性心律失常中,生理性因素如运动、情绪变化等可引起交感神经兴奋而产生快速型心律失常,或因睡眠等迷走神经兴奋而发生缓慢型心律失常;病理性因素又可分为心脏本身、全身性和其他器官障碍的因素。心脏本身的因素主要为各种器质性心脏病,包括冠心病、高血压性心脏病、风湿性心脏病、瓣膜病、心肌病、心肌炎和先天性心脏病等;全身性因素包括药物毒性作用、各种原因的酸碱平衡及电解质紊乱、神经与体液调节功能失调等。交感与副交感神经系统两者张力平衡时心电稳定,而当平衡失调时容易发生心律失常。心脏以外的其他器官在发生功能性或结构性改变时亦可诱发心律失常,如甲状腺功能亢进、贫血、重度感染、脑卒中等。此外,胸部手术(尤其是心脏手术)、麻醉过程、心导管检查、各种心脏介入性治疗及药物与毒素(如河豚素)等均可诱发心律失常。

【心律失常的分类】

心律失常按发生部位分为室上性(包括窦性、房性、房室交界性)和室性心律失常两大类;按发生时心率的快慢,分为快速型与缓慢型心律失常两大类;按发生机制分为冲动形成异常和冲动传导异常两大类。本章主要依据心律失常发生部位与机制以及心率快慢进行综合分类。

(一)冲动形成异常

1. 窦性心律失常

①窦性心动过速;②窦性心动过缓;③窦性心律不齐;④窦性停搏。

2. 异位心律

(1)被动性异位心律:逸搏及逸搏心律(房性、房室交界区性、室性)。

(2)主动性异位心律:①期前收缩(房性、房室交界区性、室性);②阵发性心动过速(房性、房室交界区性、房室折返性、室性)与非阵发性心动过速;③心房扑动、心房颤动;④心室扑动、心室颤动。

(二)冲动传导异常

1. 干扰及干扰性房室分离

常为生理性。

2. 心脏传导阻滞

①窦房传导阻滞;②房内阻滞;③房室阻滞(一度、二度和三度房室阻滞);④室内阻滞(左束支、右束支和分支阻滞)。

3. 折返性心律

阵发性心动过速(常见房室结折返、房室折返和心室内折返)。

4. 房室间传导途径异常

预激综合征。

(三)冲动形成异常与冲动传导异常并存

反复心律和并行心律等。

(四)人工心脏起搏参与的心律

包括 DDD(R)和 VVI(R)起搏器所具有的时间周期、起搏、感知与自身心律的相互影响等。

【心律失常发生机制】

心律失常的发生机制包括冲动形成异常和(或)冲动传导异常。

(一)冲动形成异常

冲动形成异常包括自律性异常和触发活动。

自律性异常是指具有自律性的心肌细胞如窦房结、结间束、房室结和希氏束-浦肯野纤维系统等因自主神经兴奋性改变或其内在病变,导致不适当的冲动发放;或无自律性的心肌细胞,如心房和心室肌细胞,在病理状态下出现异常自律性,如心肌缺血、药物、电解质紊乱、儿茶酚胺增多等均可导致自律性异常增高而形成各种快速型心律失常,前者为正常节律点的自律性异常,后者为异常节律点形成。自律性异常可引起两种类型心律失常,一类是由于窦房结频率减慢或冲动被阻滞时,异位冲动夺获心室,称为被动性异位心律(逸搏或逸搏心律);另一类是异位自律点频率超过窦房结频率而主导心脏节律,称为主动性异位心律(期前收缩或自主性心动过速)。

触发活动是指心房、心室与希氏束-浦肯野组织在动作电位后产生的除极活动,又称为后除极。后除极包括早期后除极和延迟后除极,前者发生于动作电位 2 相或 3 相,主要与内向钙电流(I_{Ca})有关,后者发生于动作电位 4 相,主要与细胞内钙离子浓度增高时的时相性波动有关。若后除极的振幅增高并达到阈值,便可引起一次激动,持续的反复激动即形成快速型心律失常。它可见于局部儿茶酚胺浓度增高、心肌缺血再灌注、低血钾、高血钙和洋地黄中毒时。

(二)冲动传导异常

冲动传导异常包括折返激动、传导阻滞和异常传导等。

折返是快速型心律失常的最常见发生机制。折返形成与维持的三个必备条件是折返环路、单向传导阻滞和缓慢传导。心脏两个或多个部位的传导性与不应期各不相同,包括传导速度快而不应期长的快径(β径)和传导速度慢而不应期短的慢径(α径),快径与慢径相互连接形成一个闭合环;其中一条通道发生单向传导阻滞,另一条通道传导缓慢,使原先发生阻滞的通道有足够时间恢复兴奋性,原先阻滞的通道再次激动,从而完成一次折返激动,冲动在环内反复循环,产生持续而快速的心律失常。折返机制形成的心动过速的特征是发作呈突发突止,且常由期前收缩诱发,也易被期前收缩或快速程序刺激终止。

冲动传导至某处心肌时,如适逢生理性不应期,可形成生理性阻滞或干扰现象。传导障碍由非生理性不应期所致者,称为病理性传导阻滞。异常传导主要是传导途径异常,房室旁道是最常见的异常途径。窦性或房性冲动经房室旁道传导引起心室预激,房室旁道和正常房室传导途径之间折返则形成房室折返性心动过速。

【心律失常的诊断】

(一)病史

心律失常的诊断应从详尽采集病史开始,让病人客观描述发生症状时的感受。病史通常能提供对诊断有用的线索。病史询问包括:①发作诱因和频度,起止方式,发作时症状和体征;②既往是否有类似心律失常发作史,以及家族成员中是否有类似发作史;③是否有已知心脏疾病病史;④是否有引起心脏病变的全身性疾病,如甲亢;⑤是否有服药史,尤其是抗心律失常药物、洋地黄和影响电解质的药物;⑥是否有植入人工心脏起搏器史等。

(二)体格检查

除检查心率与节律外,某些心脏体征有助于心律失常的诊断。例如,完全性房室阻滞或房室分离时心律规则,因 PR 间期不同,第一心音强度亦随之变化。若心房收缩与房室瓣关闭同时发生,颈静脉可见巨大 α 波。左束支阻滞可伴随第二心音反常分裂。

(三)心电图检查

是诊断心律失常最重要的一项无创伤性检查技术。应记录 12 或 18 导联心电图,并记录清楚显示 P 波导联的心电图长条以备分析,通常选择 V_1 或 Ⅱ 导联。心电图分析原则:①根据 P 波形态特征确定其节律,判断基本心律是窦性心律还是异位心律;②测定 PP 或 RR 间期,计算心房率或心室率有无心动过速或过缓,以及心律不齐;③测定 PR 间期和 QT 间期,判断有无延长或缩短;④比较 PP 间期和 RR 间期,寻找心房律和心室律的关系。

(四)长时间心电图记录

动态心电图是一种小型便携式记录器,连续记录病人 24~72 小时的心电图,病人日常工作与活动均不受限制。其主要用于心律失常和心肌缺血检查,包括了解心悸与晕厥等症状的发生是否与心律失常有关、明确心律失常或心肌缺血发作与日常活动的关系以及昼夜分布特征、协助评价抗心律失常药物疗效、起搏器或植入型心律转复除颤器的疗效以及是否出现功能等。

事件记录器适用于间歇发作且不频繁的心律失常诊断,可记录发生心律失常及其前后的心电图,通过直接回放或经有线或无线网络实时传输心电图至医院。植入式循环心电记录仪埋植于病人皮下,可自行启动、检测和记录心律失常,其电池寿命达 36 个月,主要用于发作不频繁、原因未明且疑心律失常所致的晕厥病人;其缺点是有创伤,费用昂贵。目前一些新型便携的动态心电图仪器使用 3G 或 4G 无线网络实时记录病人心电信息,并通过云端数据存储和数据分析,理论上可以无限期长时间记录心电信息。

（五）运动试验

病人在运动时出现心悸症状,可做运动试验协助诊断。但应注意,正常人进行运动试验,亦可发生期前收缩和心动过速,如房性期前收缩、室性期前收缩和房性心动过速等。运动试验常用于评估与儿茶酚胺有关的心律失常如儿茶酚胺敏感性室性心动过速,并评估心律失常危险性,协助判断预后等。但运动试验诊断心律失常的敏感性不如动态心电图。

（六）食管心电生理检查

解剖上左心房后壁毗邻食管,将食管电极经鼻腔送入食管的心房水平,可记录心房和心室电活动(食管心电图),并能进行心房快速起搏或程序电刺激,常用于鉴别室上性心动过速的类型,如是否存在房室结双径路。食管心电图还能清晰地识别心房与心室电活动,确定房室电活动的关系,鉴别室性心动过速与室上性心动过速伴室内差异性传导。经食管快速起搏心房可使预激图形更为清晰,有助于明确不典型预激综合征病人。应用电刺激诱发与终止心动过速还可用于协助评价抗心律失常药物疗效、评估窦房结功能、终止药物无效的某些折返性室上性心动过速。食管电生理检查简单易行、安全性高。

（七）心腔内电生理检查

心腔内电生理检查是将几根多电极导管经静脉和(或)动脉置于心腔内的不同部位,辅以 8~12 通道以上多导生理仪同步记录各部位电活动,包括右心房、右心室、希氏束、冠状静脉窦(反映左心房、心室电活动)。同时可应用程序电刺激和快速心房或心室起搏,测定心脏不同组织的电生理功能,诱发临床出现过的心动过速,预测和评价不同的治疗措施(如药物、起搏器、植入型心律转复除颤器、导管消融与手术治疗)的疗效。心腔内电生理检查主要包括三个目的:①诊断性应用:确诊心律失常及其类型,并明确心律失常的起源部位与发生机制;②治疗性应用:以电刺激终止心动过速发作或评价某项治疗措施能否防止电刺激诱发的心动过速;植入性电装置能否正确识别与终止电诱发的心动过速;通过电极导管,以不同种类的能量(射频、冷冻、超声等)消融参与心动过速形成的心肌,以达到治愈心动过速的目的;③判断预后:通过电刺激确定病人是否易于诱发室性心动过速、有无发生心脏性猝死的危险。常见需要进行心电生理检查的适应证包括:

1. 窦房结功能测定

当病人出现发作性晕厥症状,临床怀疑病态窦房结综合征,但缺乏典型心电图表现,可进行心电生理检查测定窦房结功能。测定指标包括窦房结恢复时间和窦房传导时间。

2. 房室与室内阻滞

体表心电图往往不能准确判断房室与室内阻滞的部位,心电生理检查则可明确阻滞的确切部位。检查内容包括:测定房室结维持 1∶1 传导的最高心房起搏频率(正常不小于 130 次/分);以程序心房刺激测定房室结与希氏束–浦肯野纤维的不应期以及各种传导间期,如:PA(反映心房内传导)、AH(反映房室结传导)、HV(反映希氏束–浦肯野纤维传导)。室内(希氏束分叉以下)阻滞时 HV 间期显著延长,当超过 80 毫秒常提示病人发生完全性房室阻滞的危险性极高。

3. 心动过速

当出现以下几种情况时应进行心电生理检查:①室上性或室性心动过速反复发作伴有明显症状;②发作不频繁难以明确诊断;③鉴别室上性心动过速伴有室内差异性传导或室性心动过速有困难者;④进行系列的心电生理–药理学试验以确定抗心律失常药物疗效;评价各种非药物治疗方法的效果;⑤心内膜标测确定心动过速的起源部位,并同时进行导管消融治疗。

4. 不明原因晕厥

经全面的病史询问、体格检查及无创伤性心脏检查仍未能明确晕厥病因者,可考虑行心腔内电生理检查。

(八)三维心脏电生理标测及导航系统

常规的心腔内电生理标测对于复杂的心律失常的空间定位不确切,使得手术时间和 x 线曝光时间长且手术成功率不高。三维心脏电生理标测及导航系统(三维标测系统)是近年来迅速发展并广泛应用的新标测技术,能够减少 X 线曝光时间,加深对心律失常发生机制的认识和理解,提高消融治疗成功率。

临床上常应用的三维标测系统包括:心脏电解剖标测系统(Carto)、接触标测系统(EnSite NavX)以及非接触标测系统(EnSite Array)。主要功能包括:三维解剖定位、激动顺序标测、电压标测以及碎裂电位标测等,还可以将心脏三维 CT、磁共振影像等与系统构建的三维模型进行整合,建立更为直观、准确的心脏解剖构型。临床中三维标测系统可用于不适当窦性心动过速、室上性心动过速、预激综合征、频发房性期前收缩、局灶性或折返性房性心动过速、心房扑动、心房颤动、室性期前收缩、特发性室性心动过速、器质性室性心律失常等的导管消融治疗。

(九)基因检测

对于无器质性心脏病而反复发生恶性心律失常甚至猝死的病人,可应用基因检测明确是否存在离子通道病。离子通道病种类繁多,常见发生突变的基因有 Na^+ 通道、K^+ 通道、Ca^{2+} 通道及其辅助亚单位等。基因检测有助于筛查家系中潜在的病人,指导治疗方案,如 ICD 或药物治疗等。基因检测准确率较高,但目前尚有很多离子通道病的致病基因未明确。

第二节 窦性心律失常

正常窦性心律的冲动起源于窦房结,频率为 60~100 次/分。心电图显示窦性心律的 P 波在 I、II、aVF 导联直立,aVR 导联倒置;PR 间期为 0.12~0.20 秒。窦性心律失常是由于窦房结冲动发放频率的异常或窦性冲动向心房的传导受阻所导致的心律失常。根据心电图及临床表现分为窦性心动过速、窦性心动过缓、窦性停搏、窦房传导阻滞以及病态窦房结综合征。

一、窦性心动过速

成人窦性心律的频率超过 100 次/分为窦性心动过速。目前临床上分为生理性窦性心动过速和不适当窦性心动过速。生理性窦性心动过速常见于健康人、吸烟、饮茶或咖啡、饮酒、体力活动及情绪激动时;也可见于某些病理状态,如发热、甲亢、贫血、休克、心肌缺血、充血性心力衰竭以及应用肾上腺素、阿托品等药物时。不适当窦性心动过速是指在静息状态下心率的持续性增快,或心率的增快与生理、情绪激动、病理状态或药物作用水平无关或不相一致,也称特发性窦性心动过速。其发生机制不明,可能与窦房结本身的自律性增强,或自主神经对窦房结的调节异常有关。窦性心动过速通常逐渐开始和终止,频率大多在 100~150 次/分。刺激迷走神经可使其频率逐渐减慢,停止刺激后又加速至原先水平。窦性心动过速的治疗应针对病因和去除诱发因素,如治疗心力衰竭、纠正贫血、控制甲亢等。必要时单用或联合应用 β 受体阻滞剂、非二氢吡啶类钙通道阻滞剂(如地尔硫);如上述药物无效或不能耐受,可选用窦房结内向电流 I_f 抑制剂伊伐布雷定。药物无效而症状显著者可考虑导管消融改良窦房结功能。

二、窦性心动过缓

成人窦性心律的频率低于 60 次/分称为窦性心动过缓。窦性心动过缓常同时伴有窦性心律不齐(不同 PP 间期的差异>0.12 秒)。窦性心动过缓常见于健康的青年人、运动员及睡眠状态。其他原因包括颅内疾病、严重缺氧、低温、甲状腺功能减退、阻塞性黄疸和血管迷走性晕厥等,以及应用拟胆碱药物、胺碘酮 β 受体阻滞剂、非二氢吡啶类的钙通道阻滞剂或洋地黄等药物。窦房结病变和急性下壁心肌梗死亦常发生窦性心动过缓。无症状的窦性心动过缓通常无须治疗。如因心率过慢,出现心排血量不足症状,可应用阿托品或异丙肾上腺素等药物,但长期应用往往效果不确定,易发生严重副作用,故应考虑心脏起搏治疗。

三、窦性停搏

窦性停搏或窦性静止是指窦房结不能产生冲动。心电图表现为在较正常 PP 间期显著长的间期内无 P 波发生,或 P 波与 QRS 波均不出现,长的 PP 间期与基本的窦性 PP 间期无倍数关系。长时间的窦性停搏后,下位的潜在起搏点,如房室交界处或心室,可发出单个逸搏或逸搏性心律控制心室。窦性停搏多见于窦房结变性与纤维化、急性下壁心肌梗死、脑血管意外等病变以及迷走神经张力增高或颈动脉窦过敏;此外,应用洋地黄类药物、乙酰胆碱等药物亦可引起窦性停搏。过长时间的窦性停搏(>3 秒)且无逸搏发生时,病人可出现黑蒙、短暂意识障碍或晕厥,严重者可发生 Adams-Stokes 综合征,甚至死亡。治疗可参照病态窦房结综合征。

四、窦房传导阻滞

窦房传导阻滞简称窦房阻滞,指窦房结冲动传导至心房时发生延缓或阻滞。理论上 SAB 可分为三度。由于体表心电图不能显示窦房结电活动,因而无法确立一度窦房阻滞的诊断。三度窦房阻滞与窦性停搏鉴别困难。二度窦房阻滞分为两型:莫氏 I 型即文氏阻滞,表现为 PP 间期进行性缩短,直至出现一次长 PP 间期,该长即间期短于基本 PP 间期的两倍;莫 II 型阻滞时,长 PP 间期为基本 PP 间期的整倍数。窦房阻滞后可出现逸搏心律。窦房阻滞的病因及治疗参见病态窦房结综合征。

五、病态窦房结综合征

病态窦房结综合征简称病窦综合征,是由窦房结病变导致功能减退,产生多种心律失常的综合表现。病人可在不同时间出现一种以上的心律失常,常同时合并心房自律性异常,部分病人同时有房室传导功能障碍。

【病因】

众多病变过程,如纤维化与脂肪浸润、硬化与退行性变、淀粉样变性、甲状腺功能减退、某些感染(布鲁氏菌病、伤寒)等,均可损害窦房结,导致窦房结起搏与窦房传导功能障碍;窦房结周围神经和心房肌的病变,窦房结动脉供血减少亦是病窦综合征的病因。颈动脉窦过敏、脑血管意外、高血钾、迷走神经张力增高,某些抗心律失常药物如洋地黄类药物、乙酰胆碱等抑制窦房结功能亦可导致窦房结功能障碍,应注意鉴别。

【临床表现】

病人出现与心动过缓有关的心、脑等脏器供血不足的症状,如发作性头晕、黑蒙、心悸、乏力和运动耐力下降等;严重者可出现心绞痛、心力衰竭、短暂意识障碍或晕厥,甚至猝死。如有心动过速发作,则可出现心悸、心绞痛等症状。

【心电图特征】

心电图的主要表现包括:①非药物引起的持续而显著的窦性心动过缓(50 次/分以下)窦性停搏或窦性静止与窦房阻滞;③窦房阻滞与房室阻滞并存;

④心动过缓-心动过速综合征,简称慢-快综合征,是指心动过缓与房性快速型心律失常(心房扑动、心房颤动或房性心动过速)交替发作。

病态窦房结综合征的其他心电图改变为:①未应用抗心律失常药物的情况下,心房颤动的心室率缓慢,或其发作前后有窦性心动过缓和(或)一度房室阻滞;②变时功能不全,表现为运动后心率提高不显著;③房室交界区性逸搏心律等。

根据心电图的典型表现以及临床症状与心电图改变存在明确的相关性,即可确定诊断。为确定症状与心电图改变的关系,可作单次或多次动态心电图或事件记录器检查,如晕厥等症状发作的同时记录到显著的心动过缓或心脏停搏,即可提供有力佐证。

【治疗】

若病人无心动过缓相关的症状,不必治疗,仅定期随诊观察。对于有症状的病态窦房结综合征病人,应接受起搏器治疗。

慢-快综合征病人发作心动过速,单独应用抗心律失常药物治疗时可能加重心动过缓。应用起搏治疗后,病人仍有心动过速发作,可同时应用抗心律失常药物。慢-快综合征在快速型心律失常得到矫正后(如导管消融房颤),其缓慢型心律失常的表现,包括窦性停搏、原有缓慢型心律失常所致的头晕和乏力等症状可减轻甚至消失,部分病人可能无须安装永久起搏器。此外,由于慢-快综合征病人合并心房扑动或心房颤动使血栓栓塞发生率增高,因此应考虑抗栓治疗。

第三节　房性心律失常

一、房性期前收缩

房性期前收缩是指起源于窦房结以外心房的任何部位的心房激动,是临床上常见的心律失常。

【临床表现】

主要表现为心悸,一些病人有胸闷、乏力症状,自觉有停跳感,有些病人可能无任何症状。多为功能性,正常成人进行 24 小时心电检测,大约 60% 有房性期前收缩发生。在各种器质性心脏病如冠心病、肺心病、心肌病等病人中,房性期前收缩发生率明显增加,并常可引起其他快速型房性心律失常。

【心电图特征】

心电图表现为:①P 波提前发生,与窦性 P 波形态不同;②PR 间期>120 毫秒;③QRS 波群呈室上性,部分可有室内差异性传导;④多为不完全代偿间歇。如发生在舒张早期,适逢房室结尚未脱离前次搏动的不应期,可产生传导中断,无 QRS 波发生(被称为阻滞的或未下传的房性期前收缩)或缓慢传导(下传的 PR 间期延长)现象。

【治疗】

房性期前收缩通常无须治疗。当有明显症状或因房性期前收缩触发室上性心动过速时,应给予治疗。吸烟、饮酒与咖啡均可诱发房性期前收缩,应劝导病人戒除或减量。治疗药物包 β 受体阻滞剂、非二氢吡啶类钙通道阻滞剂、普罗帕酮和胺碘酮等。

二、房性心动过速

房性心动过速简称房速,指起源于心房且无须房室结参与维持的心动过速。发生机制包括自律性增加、折返与触发活动。根据起源点不同,分为局灶性房性心动过速和多源性房性心动过速,后者也称为紊乱性房性心动过速,是严重肺部疾病常见的心律失常,最终可能发展为心房颤动。

【病因】

冠心病、慢性肺部疾病、洋地黄中毒、大量饮酒以及各种代谢障碍均可成为致病原因。心外科手术或导管消融术后所导致的手术瘢痕也可以引起房性心动过速。部分心脏结构正常的病人中也能见到。

【临床表现】

可表现为心悸、头晕、胸痛、憋气、乏力等症状,有些病人可能无任何症状。合并器质性心脏病的病人甚至可表现为晕厥、心肌缺血或肺水肿等。症状发作可呈短暂、间歇或持续发生。当房室传导比例发生变动时,听诊心律不恒定,第一心音强度变化。

【心电图特征】

局灶性房性心动过速心电图特征包括：①心房率通常为 150~200 次/分；②P 波形态与窦性 P 波不同；③当房率加快时可出现二度 Ⅰ 型 Ⅱ 型房室阻滞，呈现 2：1 房室传导者亦属常见，但心动过速不受影响；④P 波之间的等电线仍存在（与心房扑动时等电线消失不同）；⑤刺激迷走神经不能终止心动过速，仅加重房室阻滞；⑥发作开始时心率逐渐加速。

多源性房性心动过速心电图特征包括：①通常有 3 种或以上形态各异的 P 波，PR 间期各不相同；②心房率 100~130 次/分；③大多数 P 波能下传心室，但部分 P 波因过早发生而受阻，心室率不规则。

【治疗】

房性心动过速的处理主要取决于心室率的快慢及病人的血流动力学情况。如心室率不太快且无严重的血流动力学障碍，不必紧急处理。如心室率达 140 次/分以上，由洋地黄中毒所致或临床上有严重充血性心力衰竭或休克征象，应进行紧急治疗。其处理方法如下。

1. 病因与诱因治疗

主要针对基础疾病治疗。肺部疾病病人应纠正低氧血症、控制感染等治疗。如洋地黄引起者，需立即停用洋地黄，并纠正可能伴随的电解质紊乱，特别要警惕低钾血症，必要时选用利多卡因、β 受体阻滞剂和普罗帕酮等。

2. 控制心室率

可选 β 受体阻滞剂、非二氢吡啶类钙通道阻滞剂和洋地黄以减慢心室率。

3. 转复窦性心律

可用 ⅠA、ⅠC 或Ⅲ类（胺碘酮、伊布利特等）抗心律失常药转复窦性心律，血流动力学不稳定者宜立即行直流电复律。部分局灶性房性心动过速病人药物治疗效果不佳时，可考虑导管消融治疗。

三、心房扑动

心房扑动简称房扑，是介于房速和心房颤动之间的快速型心律失常。健康者很少见，病人多伴有器质性心脏病。

【病因】

多见于器质性心脏病如风湿性心脏病、冠心病、高血压性心脏病、心肌病等。此外,肺栓塞,慢性充血性心力衰竭,二、三尖瓣狭窄与反流导致心房扩大,甲状腺功能亢进,酒精中毒,心包炎等,亦可出现房扑。部分病人也可无明显病因。

【临床表现】

病人的症状主要与房扑的心室率相关,心室率不快时,病人可无症状;房扑伴有极快的心室率,可诱发心绞痛与充血性心力衰竭。房扑往往有不稳定的倾向,可恢复窦性心律或进展为心房颤动,但亦可持续数个月或数年。房扑病人也可产生心房血栓,进而引起体循环栓塞。体格检查可见快速的颈静脉扑动。当房室传导比例发生变化时,第一心音强度亦随之变化。有时能听到心房音。

【心电图特征】

心电图特征包括:①窦性 P 波消失,代之以振幅、间距相同的有规律的锯齿状扑动波,称为 F 波,扑动波之间的等电线消失,频率常为 250～350 次/分;②心室率规则或不规则,取决于房室传导比例是否恒定,房扑波多以 2∶1 及 4∶1 交替下传;③QRS 波形态正常,当出现室内差异传导、原先有束支阻滞或经房室旁路下传时,QRS 波增宽、形态异常。

【治疗】

1. 药物治疗

减慢心室率的药物包括 β 受体阻滞剂、钙通道阻滞剂(维拉帕米、地尔硫卓)或洋地黄制剂(地高辛、毛花苷 C)。转复房扑并预防复发的药物包括 I A 类、I C 和Ⅲ类(伊布利特、多非利特和胺碘酮)抗心律失常药。伊布利特用于新发房扑复律治疗,禁用于严重器质性心脏病、QT 间期延长和窦房结功能障碍者;多非利特亦可选用。应用 I A 和 I C 类药物复律前应先控制心室率,避免因房扑频率减慢后房室传导加快而导致心室率增加,但合并冠心病、充血性心力衰竭的房扑病人,应用 I A 与 I C 类药物容易导致严重室性心律失常,故应选用胺碘酮。长期维持窦性心律可选用胺碘酮、多非利特或索他洛尔等药物。

2. 非药物治疗

直流电复律是终止房扑最有效的方法。通常应用很低的电能(低于 50J),便可迅速将房扑转复为窦性心律。食管调搏也是转复房扑的有效方法,尤其适用于服用大量洋地黄制剂病人。导管消融可根治房扑,因房扑的药物疗效有限,对于症状明显或引起血流动力学不稳定的房扑,应选用导管消融治疗。

3. 抗凝治疗

持续性心房扑动的病人发生血栓栓塞的风险明显增高,应给予抗凝治疗。具体抗凝策略同心房颤动。

四、心房颤动

心房颤动简称房颤,是最常见的心律失常之一,是指规则有序的心房电活动丧失,代之以快速无序的颤动波,是严重的心房电活动紊乱。心房无序的颤动即失去了有效的收缩与舒张,心房泵血功能恶化或丧失,加之房室结对快速心房激动的递减传导,引起心室极不规则的反应。因此,心室律(率)紊乱、心功能受损和心房附壁血栓形成是房颤病人的主要病理生理特点。2004 年中国部分区域 30~85 岁人群的流行病学调查显示,我国房颤患病率约为 0.77%,≥80 岁人群中可高达7.5%。

【病因】

房颤常发生于器质性心脏病病人,多见于高血压性心脏病、冠心病、风湿性心脏病二尖瓣狭窄、心肌病以及甲状腺功能亢进,其次缩窄性心包炎、慢性肺源性心脏病、预激综合征和老龄也可引起房颤。部分房颤原因不明,可见于正常人,可在情绪激动、外科手术、运动或大量饮酒时发生;房颤发生在无结构性心脏病的中青年,称为孤立性房颤或特发性房颤。

【分类】

一般将房颤分为首诊房颤、阵发性房颤、持续性房颤、长期持续性房颤及永久性房颤(表 3-1)。

表 3-1 房颤的临床分类

名称	临床特点
首诊房颤	首次确诊(首次发作或首次发现)
阵发性房颤	持续时间≤7 天(常≤48 小时),能自行终止
持续性房颤	持续时间>7 天,非自限性
长期持续性房颤	持续时间≥1 年,病人有转复愿望
永久性房颤	持续时间>1 年,不能终止或终止后又复发

【临床表现】

房颤症状的轻重受心室率快慢的影响。心室率超过 150 次/分,病人可发生心绞痛与充血性心力衰竭。心室率不快时,病人可无症状。房颤时心房有效收缩消失,心排血量比窦性心律时减少达 25%或更多。

房颤并发血栓栓塞的危险性甚大,尤以脑栓塞危害最大,常可危及生命并严重影响病人的生存质量。栓子来自左心房,多在左心耳部,因心房失去收缩力、血流淤滞所致。非瓣膜性心脏病合并房颤者发生脑卒中的机会较无房颤者高出 5~7倍。二尖瓣狭窄或二尖瓣脱垂合并房颤时,脑栓塞的发生率更高。

心脏听诊第一心音强度变化不定,心律极不规则。当心室率快时可发生脉搏短绌,原因是许多心室搏动过弱以致未能开启主动脉瓣,或因动脉血压波太小,未能传导至外周动脉。

一旦房颤病人的心室律变得规则,应考虑以下的可能性:①恢复窦性心律;②转变为房性心动过速;③转变为房扑(固定的房室传导比率);④发生房室交界区性心动过速或室性心动过速。如心室律变为慢而规则(30~60 次/分),提示可能出现完全性房室传导阻滞。心电图检查有助于确立诊断。房颤病人并发房室交界区性与室性心动过速或完全性房室传导阻滞,最常见原因为洋地黄中毒。

【心电图特征】

心电图特征包括:①P 波消失,代之以小而不规则的基线波动,形态与振幅均变化不定,称为 f 波;频率为 350~600 次/分;②心室率极不规则;③QRS 波形态通常正常,当心室率过快,发生室内差异性传导,QRS 波增宽变形。

【治疗】

心房颤动治疗强调长期综合管理,即在治疗原发疾病和诱发因素基础上,积极预防血栓栓塞、转复并维持窦性心律及控制心室率,这是房颤治疗的基本原则。

(一)抗凝治疗

房颤病人的栓塞发生率较高,因此,抗凝治疗是房颤治疗的重要内容。对于合并瓣膜病病人,需应用华法林抗凝。对于非瓣膜病病人,需使用 $CHADS_2$ 或 CHA_2DS_2-VASc 评分系统进行血栓栓塞的危险分层。CHA_2DS_2 评分简单易行,但对脑卒中低危病人的评估不够准确。故临床上多采用 CHA_2DS_2-VASc 评分系统(表 3-2)。CHA_2DS_2-VASc 评分≥2 分者,需抗凝治疗;评分 1 分者,根据获益与风险权衡,优选抗凝治疗;评分为 0 分者,无须抗凝治疗。房颤病人抗凝治疗前需同时进行出血风险评估,临床上常用 HAS-BLED 评分系统(表 3-3)。HAS-BLED 评分≥3 分为高出血风险。但应当注意,对于高出血风险病人应积极纠正可逆的出血因素,不应将 HAS-BLED 评分增高视为抗凝治疗的禁忌证。

表 3-2　非瓣膜病性心房颤动脑卒中危险 $CHADS_2$ 和 CHA_2DS_2-VASc 评分

危险因素	$CHADS_2$ 和 CHA_2DS_2-VASc(分)
充血性心力衰竭/左心室功能障碍(C)	1
高血压(H)	1
年龄≥75 岁(A)	2
糖尿病(D)	1
脑卒中/TIA/血栓栓塞病史(S)	2
血管疾病(V)	1
年龄 65~74 岁(A)	1
性别(女性,Sc)	1

注:TIA=短暂性脑缺血发作;血管疾病包括:既往心肌梗死、外周动脉疾病、主动脉斑块

表 3-3　出血风险评估 HAS-BLED 评分

临床特点	计分(分)
高血压(H)	1
肝、肾功能异常(各 1 分,A)	1 或 2

续 表

临床特点	计分(分)
脑卒中(S)	1
出血(B)	1
INR 值易波动(L)	1
老年(年龄>65 岁,E)	1
药物或嗜酒(各 1 分,D)	1 或 2
最高值	9

注:高血压定义为收缩压>160mmHg(1mmHg=0.133kPa);肝功能异常定义为慢性肝病(如肝纤维化)或胆红素>2 倍正常值上限,丙氨酸氨基转移酶>3 倍正常值上限;肾功能异常定义为慢性透析或肾移植或血清肌酐≥200μmol/L;出血指既往出血史和(或)出血倾向;国际标准化比值(INR)易波动指 INR 不稳定,在治疗窗内的时间<60%;药物指合并应用抗血小板药物或非甾体消炎药

华法林是房颤抗凝治疗的有效药物。口服华法林,使凝血酶原时间国际标准化比值(INR)维持在 2.0~3.0,能安全而有效地预防脑卒中发生。房颤持续不超过 24 小时,复律前无须作抗凝治疗。否则应在复律前接受华法林有效抗凝治疗 3 周,待成功复律后继续治疗 3~4 周;或行食管超声心动图除外心房血栓后再行复律,复律成功后仍需华法林有效抗凝治疗 4 周。紧急复律治疗可选用静注肝素或皮下注射低分子量肝素抗凝。新型口服抗凝药物(NOACs)如达比加群酯、利伐沙班、阿哌沙班等目前主要用于非瓣膜性房颤的抗凝治疗。NOACs 的特点是不需常规凝血指标监测,较少受食物或药物的影响,安全性较好。

经皮左心耳封堵术是预防脑卒中和体循环栓塞事件的策略之一。对于 CHA$_2$DS$_2$-VASc 评分≥2 的非瓣膜性房颤,且不适合长期抗凝治疗或长期规范抗凝治疗基础上仍发生卒中或栓塞事件、HAS-BLED 评分≥3 分的病人,可考虑行经皮左心耳封堵术。

(二)转复并维持窦性心律

将房颤转复为窦性心律的方法包括药物复律、电复律及导管消融治疗。ⅠA(奎尼丁、普鲁卡因胺)、ⅠC(普罗帕酮)或Ⅲ类(胺碘酮、伊布利特)抗心律失常药物均可能转复房颤,成功率 60%左右。奎尼丁可诱发致命性室性心动过速,增加死亡率,目前已很少应用。ⅠC 类亦可致室性心律失常,严重器质性心脏病病人不宜应用。胺碘酮致心律失常发生率最低,是目前常用的维持窦性心律药物,特别适用

于合并器质性心脏病的病人。其他维持窦性心律的药物还有多非利特、普罗帕酮、索他洛尔、决奈达隆,但临床疗效均不及胺碘酮。临床上使用中成药制剂稳心颗粒或参松养心胶囊对维持窦性心律亦有一定效果。药物复律无效时,可改用电复律。如病人发作开始时已呈现急性心力衰竭或血压下降明显,宜紧急施行电复律。复律治疗成功与否与房颤持续时间的长短、左心房大小和年龄有关。

对于症状明显、药物治疗无效的阵发性房颤,导管消融可以作为一线治疗;病史较短、药物治疗无效且无明显器质性心脏病的症状性持续性房颤以及存在心衰和(或)LVEF 减少的症状性房颤病人,亦可行导管消融治疗。此外,外科迷宫手术也可用于维持窦性心律,且具有较高的成功率。

(三)控制心室率

临床研究表明,持续性房颤病人选择控制心室率加抗凝治疗,预后与经复律后维持窦性心律者并无显著差异,且更简便易行,尤其适用于老年病人。控制心室率的药物包括 β 受体阻滞剂、钙通道阻滞剂、洋地黄制剂和某些抗心律失常药物(如胺碘酮、决奈达隆),可单用或者联合应用,但应注意这些药物的禁忌证。对于无症状的房颤,且左心室收缩功能正常,控制静息心室率<110 次/分。对于症状性明显或出现心动过速心肌病时,应控制静息心室率<80 次/分且中等运动时心室率<110次/分。达到严格心室率控制目标后,应行 24 小时动态心电图监测以评估心动过缓和心脏停搏情况。

对于房颤伴快速心室率、药物治疗无效者,可施行房室结消融或改良术,并同时安置永久起搏器。对于心室率较慢的房颤病人,最长 RR 间期>5 秒或症状显著者,亦应考虑起搏器治疗。

第四节　房室交界区性心律失常

一、房室交界区性期前收缩

房室交界区性期前收缩简称交界性期前收缩,其冲动起源于房室交界区,可前向和逆向传导,分别产生提前发生的 QRS 波群与逆行 P 波;逆行 P 波可位于 QRS波群之前(PR 间期<0.12 秒)、之中或之后(RP 间期<0.20 秒);QRS 波群形态正常,当发生室内差异性传导,QRS 波群形态可有变化。交界性期前收缩通常无须

治疗。

二、房室交界区性逸搏与心律

房室交界区组织在正常情况下不表现自律性,称为潜在起搏点。下列情况时,潜在起搏点可成为主导起搏点:由于窦房结发放冲动频率减慢,低于上述潜在起搏点的固有频率;由于传导障碍,窦房结冲动不能抵达潜在起搏点部位,潜在起搏点除极产生逸搏。房室交界区性逸搏的频率通常为 40~60 次/分。心电图表现为在长于正常 PP 间期的间歇后出现一个正常的 QRS 波群,P 波缺失,或逆行 P 波位于 QRS 波群之前或之后,此外,亦可见到未下传至心室的窦性 P 波。

房室交界区性心律指房室交界区性逸搏连续发生形成的节律。心电图显示正常下传的 QRS 波群,频率为 40~60 次/分。可有逆行 P 波,或存在独立的缓慢的心房活动,从而形成房室分离。此时,心室率超过心房率。房室交界区性逸搏或心律的出现,与迷走神经张力增高、显著的窦性心动过缓或房室阻滞有关,同时也是避免发生心室停搏的生理保护机制。

查体时颈静脉搏动可出现大的 α 波,第一心音强度变化不定。一般无须治疗。必要时可起搏治疗。

三、非阵发性房室交界区性心动过速

非阵发性房室交界区性心动过速的发生机制与房室交界区组织自律性增高或触发活动有关。最常见的病因为洋地黄中毒,其他为下壁心肌梗死、心肌炎、急性风湿热或心瓣膜手术后,亦偶见于正常人。

心动过速发作起始与终止时心率逐渐变化,有别于突发突止的阵发性心动过速,故称为"非阵发性"。心率 70~150 次/分或更快,心律通常规则,QRS 波正常。自主神经系统张力变化可影响心率快慢。如心房活动由窦房结或异位心房起搏点控制,可发生房室分离。洋地黄过量引起者,经常合并房室交界区文氏型传导阻滞,使心室律变得不规则。

治疗主要针对基本病因。本型心律失常通常能自行消失,如病人耐受性良好,仅需密切观察和治疗原发疾病。已用洋地黄或疑洋地黄中毒者应立即停用洋地黄,补充钾盐,可应用洋地黄抗体,不宜施行电复律。如与洋地黄无关,可应用 β 受体阻滞剂、钙通道阻滞剂或洋地黄治疗。其他药物可选用 I A、I C 与 Ⅲ 类(胺碘酮)药物。

四、房室交界区相关的折返性心动过速

房室交界区相关的折返性心动过速主要包括房室结折返性心动过速和房室折返性心动过速两大类,其共同的发生机制为折返,但前者的折返环路位于房室结内,后者由房室交界区、旁道与心房、心室共同组成折返环路。两者的心电图表现均为室上性 QRS 波群和规则 RR 间期,少部分病人为宽 QRS 波群。

阵发性室上性心动过速简称室上速。大多数心电图表现为 QRS 波群形态正常、RR 间期规则的快速心律。传统的室上性心动过速定义是起源于心室希氏束分支以上部位的心动过速。但随着现代电生理学发展,认识到其折返途径不仅涉及心房和房室交界区,也涉及希氏束和心室。因此,广义室上性心动过速包含所有起源和传导途径不局限于心室内的心动过速(但不包括房内大折返所致的心房扑动),包括:①窦性快速型心律失常:生理性窦性心动过速、不恰当窦性心动过速和窦房结折返性心动过速等;②房性心动过速;③房室结折返性心动过速;④房室折返性心动过速;⑤自律性交界性心动过速和非阵发性交界性心动过速。狭义的阵发性室上性心动过速特指房室结折返性心动过速和房室折返性心动过速,其中后者的发生与预激综合征密切相关。

(一)房室结折返性心动过速

房室结折返性心动过速是最常见的阵发性室上性心动过速类型。

【病因】

病人通常无器质性心脏病表现,不同性别与年龄均可发生。

【临床表现】

心动过速发作突然起始与终止,持续时间长短不一。症状包括心悸、胸闷、焦虑不安、头晕,少见有晕厥、心绞痛、心力衰竭与休克者。症状轻重取决于发作时心室率快速的程度以及持续时间,亦与原发病的严重程度有关。若发作时心室率过快,使心排血量与脑血流量锐减或心动过速猝然终止,窦房结未能及时恢复自律性导致心搏停顿,则可发生晕厥。听诊心尖区第一心音强度恒定,心律绝对规则。

【心电图特征】

心电图表现为:①心率 150~250 次/分,节律规则;②QRS 波形态与时限均正

常,但发生室内差异性传导或束支阻滞时,QRS 波形态异常;③P 波为逆行性Ⅱ、Ⅲ、aVF 导联倒置),常埋藏于 QRS 波内或位于其终末部分,P 波就与 QRS 波保持固定关系;④起始突然,通常由一个房性期前收缩触发,其下传的 PR 间期显著延长,随之引起心动过速发作。

【心电生理检查】

在大多数病人能证实存在房室结双径路。房室结双径路是指:①β(快)径路传导速度快而不应期长;②α(慢)径路传导速度缓慢而不应期短。正常时窦性冲动沿快径路下传,PR 间期正常。最常见的房室结折返性心动过速是慢快型房室结折返性心动过速,即通过慢径路下传,快径路逆传。其发生机制是:当房性期前收缩发生于适当时间,下传时受阻于快径路(因一般快径不应期较慢径长),遂经慢径路前向传导至心室,由于传导缓慢,使原先处于不应期的快径路获得足够时间恢复兴奋性,冲动经快径路返回心房,产生单次心房回波,若反复折返,便可形成心动过速。快慢型房室结折返性心动过速的折返方向与慢快型正相反。另一类慢慢型房室结折返性心动过速的折返环为两条慢径路,心动过速时一条慢径前传,另一条慢径逆传。

其他心电生理特征包括:①心房期前刺激能诱发与终止心动过速;②心动过速开始几乎一定伴随着房室结传导延缓(PR 或 AH 间期延长);③心房与心室可不参与形成折返回路;④逆行激动顺序呈现向心性,即位于希氏束邻近的电极部位最早记录到经快径路逆传的心房电激动。

【治疗】

1.急性发作期

应根据病人基础的心脏状况,既往发作情况以及对心动过速的耐受程度进行适当处理。

如病人心功能与血压正常,可先尝试刺激迷走神经的方法。颈动脉窦按摩(病人取仰卧位,先行右侧,每次 5~10 秒,无效再按摩左侧,切莫双侧同时按摩)、Valsalva 动作(深吸气后屏气、再用力作呼气动作)、咽刺激诱导恶心、将面部浸没于冰水内等方法可使心动过速终止。多次尝试失败,应选择药物治疗或直流电复律。部分病人应用药物后再次实施刺激迷走神经的方法可能会成功。

药物治疗是终止心动过速发作的最常用和有效的方法。首选腺苷,起效迅速,副作用为胸部压迫感、呼吸困难、面部潮红、窦性心动过缓、房室传导阻滞等,但其半衰期短于 6 秒,副作用即使发生亦很快消失。腺苷无效时可改用静注维拉帕米,这两类药物有效率达 90% 以上。如合并心力衰竭、低血压或为宽 QRS 波心动过速,尚未明确室上性心动过速的诊断时,不应选用钙拮抗剂,宜选用腺苷静注。其他可选用的药物包括 β 受体阻滞剂、洋地黄、普罗帕酮和某些升压药物(如去氧肾上腺素、间羟胺或甲氧明),其中 β 受体阻滞剂以短效制剂为宜,伴心功能不全者可选洋地黄类药物,升压药物通过反射性兴奋迷走神经终止心动过速,适用于合并低血压者,但忌用于老年人、高血压和急性心肌梗死病人。

食管心房调搏术亦能有效中止心动过速发作。但当病人出现严重心绞痛、低血压、充血性心力衰竭表现或者急性发作应用上述药物无效时,应立即直流电复律。但应注意,已应用洋地黄者不应接受电复律治疗。

2. 预防复发

导管消融技术已十分成熟,安全、有效且能根治心动过速,应优先应用。暂时不能行导管消融术者且又发作频繁和症状显著者,可考虑应用长效 β 受体阻滞剂、长效钙通道阻滞剂或洋地黄预防发作;如发作不频繁、可较好耐受、持续时间短、可自行终止或病人自行容易终止者,则不必预防性用药。

(二)房室折返性心动过速与预激综合征

预激综合征是指心房部分激动由正常房室传导系统以外的先天性附加通道(旁道)下传,使心室某一部分心肌预先激动(预激),导致以异常心电生理和(或)伴发多种快速型心律失常为特征的一种综合征。发生预激的解剖学基础是,在正常的房室传导组织以外,存在一些异常的心肌纤维组成的肌束,即旁道。最常见的是连接心房和心室之间的旁道,称为房室旁道,又称 Kent 束。少见的旁道包括心房-希氏束、房室结-心室纤维和分支-室纤维。旁道具有前向(房-室传导)或逆向传导(室-房传导)的电生理特性。仅能逆向传导者称为隐匿性旁道,而能前向传导的旁道,因在心电图上可显示心室预激(表现为 S 波)则称为显性旁道。一般而言,由 Kent 束引起的心室预激并伴有快速型心律失常者称为典型预激综合征,又称为 Wolf-Parkinson-White 综合征(WPW 综合征);由上述少见旁道引起者为变异型预激综合征,包括部分短 PR 综合征和 Mahaim 纤维参与的预激综合征。

房室折返性心动过速是预激综合征最常伴发的快速型心律失常。

【病因】

据大规模人群统计,预激综合征的平均发生率为 1.5‰。预激综合征病人大多无其他心脏异常征象。可于任何年龄经体检心电图或发作 PSVT 被发现,男性多发。先天性心血管病如三尖瓣下移畸形(Ebstein 畸形)、二尖瓣脱垂、各类心肌病、冠心病等可并发预激综合征。40%~65% 的预激综合征病人为无症状者。

【临床表现】

心室预激本身不引起症状,具有心室预激表现者,其快速型心律失常的发生率为 1.8%,并随年龄增长而增加。这些快速型心律失常主要包括:房室折返性心动过速,最常见,约占 80%,其次是心房颤动与心房扑动以及心室颤动与猝死。病人主要表现为阵发性心悸,为发生房室折返性心动过速所致。过高频率的心动过速(特别是持续发作心房颤动),可导致充血性心力衰竭、低血压或恶化为心室颤动和猝死。

【心电图特征】

房室旁路典型预激表现为:①窦性心搏的 PR 间期短于 0.12 秒;②某些导联之 QRS 波群时限超过 0.12 秒,QRS 波群起始部分粗钝(称 S 波),终末部分正常;③ST-T 波呈继发性改变,与 QRS 波群主波方向相反。根据胸导联 QRS 波群的形态,以往将预激综合征分成两型,A 型为胸导联 QRS 波群主波均向上,预激发生在左室或右室后底部;B 型为 QRS 波群在 V_1 导联主波向下,V_5、V_6 导联主波向上,预激发生在右室前侧壁。

预激综合征并发房室折返性心动过速时,根据折返方向不同,将其分为顺向型房室折返性心动过速(又称正向型房室折返性心动过速)和逆向型房室折返性心动过速。顺向型房室折返性心动过速系冲动经房室结前传激动心室,经房室旁路逆传激动心房,QRS 波群形态正常,心室率可达 150~250 次/分(通常比房室结折返快),此型最常见,占房室折返性心动过速的 90%。

逆向型 AVRT 系冲动经房室旁路前传激动心室,经房室结逆传激动心房,QRS 波群宽大畸形,极易与室性心动过速混淆,应注意鉴别。

预激综合征病人亦可发生心房颤动与心房扑动,若冲动沿旁路下传,由于其不应期短,会产生极快的心室率,甚至演变为心室颤动。

预激综合征病人遇下列情况应接受心电生理检查：①协助确定诊断；②确定旁路位置与数目；③确定旁路在心动过速发作时，直接参与构成折返回路的一部分或仅作为"旁观者"；④了解发作心房颤动或扑动时最高的心室率；⑤对药物、导管消融与外科手术等治疗效果做出评价。

【治疗及预防】

未曾心动过速发作或偶有发作但症状轻微的预激综合征病人的治疗，目前仍存在争议。通过危险分层决定是否接受导管消融治疗可能是合适的。危险分层的手段主要包括无创心电学检查、药物激发、运动试验以及有创的经食管或经心腔内电生理检查。

如心动过速发作频繁伴有明显症状，应给予治疗。治疗方法包括药物和导管消融术。

预激综合征病人发作顺向型房室折返性心动过速，可参照房室结内折返性心动过速处理。如迷走神经刺激无效，首选药物为腺苷或维拉帕米静脉注射，也可选普罗帕酮。洋地黄缩短旁路不应期使心室率加快，因此不应单独用于曾经发作心房颤动或扑动的病人。

预激综合征病人发作心房扑动与颤动时伴有晕厥或低血压，应立即电复律。治疗药物宜选择延长房室旁路不应期的药物，如普罗帕酮或胺碘酮。应当注意，预激综合征合并心房颤动病人，应用洋地黄、利多卡因与维拉帕米等因抑制房室结-浦肯野纤维传导而加速心室率，甚至会诱发心室颤动，因此应禁用。

导管消融旁路可根治预激综合征。对于心动过速发作频繁或伴发心房颤动或扑动的预激综合征病人，应尽早行导管消融治疗。当暂时无条件消融者，为有效预防心动过速的复发，可选用 β 受体阻滞剂、维拉帕米、普罗帕酮或胺碘酮。

第五节　室性心律失常

一、室性期前收缩

室性期前收缩是一种最常见的心律失常，是指希氏束分叉以下部位过早发生的，提前使心肌除极的心搏。

【病因】

正常人与各种心脏病病人均可发生室性期前收缩。正常人发生室性期前收缩的机会随年龄的增长而增加。心肌炎、缺血、缺氧、麻醉和手术均可使心肌受到机械、电、化学性刺激而发生室性期前收缩。洋地黄、奎尼丁、三环类抗抑郁药中毒发生严重心律失常之前常先有室性期前收缩出现。电解质紊乱(低钾、低镁等)、精神不安、过量烟、酒、咖啡亦能诱发室性期前收缩。室性期前收缩常见于高血压、冠心病、心肌病、风湿性心脏病与二尖瓣脱垂病人。

【临床表现】

室性期前收缩常无特异性症状,且是否有症状或症状的轻重程度与期前收缩的频发程度无直接相关。病人一般表现为心悸、心跳或"停跳"感,类似电梯快速升降的失重感或代偿间歇后有力的心脏搏动,可伴有头晕、乏力、胸闷等症状。严重器质性心脏疾病者,长时间频发室性期前收缩可产生心绞痛、低血压或心衰等。听诊时,室性期前收缩后出现较长的停歇,且室性期前收缩的第二心音强度减弱,仅能听到第一心音。桡动脉搏动减弱或消失。

【心电图特征】

心电图表现为:①提前发生的 QRS 波群,时限常超过 0.12 秒、宽大畸形;②ST段与 T 波的方向与 QRS 主波方向相反;③室性期前收缩与其前面的窦性搏动之间期(称为配对间期)恒定,后可出现完全性代偿间歇。

室性期前收缩的类型:室性期前收缩可孤立或规律出现。当每个窦性搏动后跟随一个室性期前收缩称为二联律;每两个窦性搏动后出现一个室性期前收缩为三联律;如此类推。连续发生两个室性期前收缩称成对室性期前收缩。连续三个或以上室性期前收缩称室性心动过速。如室性期前收缩恰巧插入两个窦性搏动之间,不产生期前收缩后停顿,称为间位性室性期前收缩。同一导联内,室性期前收缩形态相同者,为单形性室性期前收缩;形态不同者称多形性或多源性室性期前收缩。

【治疗】

首先应对病人室性期前收缩的类型、症状及其原有心脏病变做全面的了解;然后根据不同的临床状况决定是否给予治疗,采取何种方法治疗以及确定治疗的终点。

(一)无器质性心脏病

室性期前收缩不会增加此类病人发生心脏性死亡的危险性,因此无明显症状或症状轻微者,不必药物治疗。若病人症状明显,治疗以消除症状为目的。应特别注意对病人做好耐心解释和关心,说明这种情况的良性预后,减轻病人的焦虑与不安,避免诱发因素,如吸烟、咖啡、应激等。药物宜选用 β 受体阻滞剂、非二氢吡啶类钙通道阻滞剂和普罗帕酮等,中成药如参松养心胶囊、稳心颗粒等亦具有减少期前收缩和减轻症状的作用。二尖瓣脱垂病人发生室性期前收缩,仍遵循上述原则,可首先给予 β 受体阻滞剂。

(二)器质性心脏病

器质性心脏病合并心功能不全者,原则上只处理心脏本身疾病,不必应用治疗室性期前收缩的药物。若症状明显,可选用 β 受体阻滞剂、非二氢吡啶类钙通道阻滞剂和胺碘酮等。

急性心肌缺血或梗死合并室性期前收缩病人,首选再灌注治疗,不主张预防性应用抗心律失常药物。如果实施再灌注治疗前已出现频发室性期前收缩、多源性室性期前收缩,可应用 β 受体阻滞剂,并纠正诱因,尤其是电解质紊乱如低钾、低镁血症。避免使用 IA 类抗心律失常药物,尽管其能有效减少室性期前收缩,但由于药物本身具有致心律失常作用,可能使总死亡率和猝死的风险增加。

(三)导管消融治疗

少部分起源于右心室流出道或左心室后间隔的频发室性期前收缩,若病人症状明显,抗心律失常药物疗效不佳,或不能耐受药物治疗,且无明显器质性心脏病,可考虑经导管射频消融治疗,成功率较高。起源于其他部位的单形性室性期前收缩,亦可射频消融治疗,但成功率较低。

二、室性心动过速

室性心动过速简称室速,是起源于希氏束分支以下的特殊传导系统或者心室肌的连续 3 个或 3 个以上的异位心搏。及时正确地判断和治疗室速具有非常重要的临床意义。

【病因】

室速常发生于各种器质性心脏病病人。最常见为冠心病,其次是心肌病、心力衰竭、二尖瓣脱垂、心瓣膜病等,其他病因包括代谢障碍、电解质紊乱、长 QT 间期综合征等。室速偶可发生在无器质性心脏病者,称为特发性室速。其多起源于右心室流出道(右室特发性室速)、左心室间隔部(左室特发性室速)和主动脉窦部。少部分室速与遗传因素有关,又称为离子通道病,如长 QT 间期综合征、Brngada 综合征等。

【临床表现】

室速的临床症状视发作时心室率、持续时间、基础心脏病变和心功能状况不同而异。非持续性室速(发作时间短于 30 秒,能自行终止)的病人通常无症状。持续性室速(发作时间超过 30 秒,需药物或电复律始能终止)常伴有明显血流动力学障碍与心肌缺血。临床症状包括低血压、少尿、气促、心绞痛、晕厥等。部分多形性室速、尖端扭转型室速发作后很快蜕变为心室颤动,导致心源性晕厥、心脏骤停和猝死。

听诊心律可轻度不规则,第一、二心音分裂,收缩期血压随心搏变化。

【心电图特征】

心电图表现为:①3 个或以上的室性期前收缩连续出现;②心室率常为 100～250 次/分;③节律规则或略不规则;④心房独立活动与 QRS 波无固定关系,形成室房分离;⑤偶可见心室激动逆传夺获心房。

心室夺获与室性融合波:室速发作时少数室上性冲动可下传心室,产生心室夺获,表现为在 P 波之后,提前发生一次正常的 QRS 波。室性融合波的 QRS 波形态介于窦性与异位心室搏动,其意义为部分夺获心室。心室夺获与室性融合波的存在对确立室性心动过速诊断提供重要依据。

按室速发作时 QRS 波的形态,可将室速区分为单形性室速和多形性室速,QRS主波方向呈交替变换者称双向性室速。

室性心动过速与室上性心动过速伴有室内差异性传导的心电图表现十分相似,两者的临床意义与处理截然不同,因此应注意鉴别(表 3-4)。

表 3-4　宽 QRS 波心动过速的鉴别诊断

支持室上性心动过速(SVT)	支持室速(VT)
刺激迷走神经可减慢或终止发作室性融合波	室性融合波
房性期前收缩促发心室夺获	心室夺获
P 波与 QRS 波群相关,呈 1∶1 比例室房分离	室房分离
	全导联 QRS 波群主波方向呈同向性

【心电生理检查】

心电生理检查对确立室速的诊断有重要价值。若能在心动过速发作时记录到希氏束波(H),通过分析希氏束波开始至心室波(V)开始的间期(HV 间期),有助于室上速与室速的鉴别。室上速的 HV 间期应大于或等于窦性心律时的 HV 间期,室速的 HV 间期小于窦性 HV 间期或为负值(因心室冲动通过希氏束-浦肯野系统逆传)。由于导管位置不当或希氏束波(H)被心室波掩盖,则无法测定 HV 间期。心动过速发作期间,施行心房超速起搏,如果随着刺激频率的增加,QRS 波群的频率相应增加,且形态变为正常,说明原有的心动过速为室速。

【治疗】

首先应决定哪些病人应给予治疗。目前除了 β 受体阻滞剂、胺碘酮以外,尚未能证实其他抗心律失常药物能降低心脏性猝死的发生率。同时抗心律失常药物本身亦会导致或加重原有的心律失常。目前对于室速的治疗,一般遵循的原则是:无器质性心脏病病人发生非持续性室速,如无症状或血流动力学影响,处理原则与室性期前收缩相同;有器质性心脏病或有明确诱因者应首先给予针对性治疗;持续性室速发作,无论有无器质性心脏病,均应给予治疗。

1.终止室速发作

无显著血流动力学障碍的室速,可选用利多卡因、β 受体阻滞剂或胺碘酮静脉推注,但经中心静脉用药会引起低血压,因此用药时要严密监测生命体征。如病人已发生低血压、休克、心绞痛、充血性心力衰竭或脑血流灌注不足等症状,应迅速施行电复律。复律成功后可静脉应用胺碘酮、利多卡因等,以防止室速短时间内复发。洋地黄中毒引起的室速不宜用电复律,应给予药物治疗。

2. 预防复发

应努力寻找和治疗诱发及维持室速的可逆性病变,例如缺血、低血压及低血钾等。治疗充血性心力衰竭有助于减少室速发作。窦性心动过缓或房室阻滞时,心室率过于缓慢,亦有利于室性心律失常的发生,可给予阿托品治疗或应用人工心脏起搏。

急性心肌缺血合并室速的病人,首选冠脉血运重建,也可应用 β 受体阻滞剂预防室性心律失常。β 受体阻滞剂能降低心肌梗死后猝死发生率,其作用可能主要是通过降低交感神经活性与改善心肌缺血实现。如果室速频繁发作,且不能被电复律有效控制,可静脉应用胺碘酮。经完全血运重建和最佳药物治疗后,仍反复发作室速或电风暴者,可植入心律转复除颤器(ICD)。

ICD 植入治疗亦可应用于持续性多形性室速及遗传性心律失常综合征病人。药物治疗后仍反复发作单形性室速或 ICD 植入后反复电击的病人可考虑导管消融治疗。

【特殊类型的室性心动过速】

1. 尖端扭转型室速(torsade de pointes,TDP)

是多形性室速的一种特殊类型,因发作时 QRS 波群的振幅与波峰呈周期性改变,宛如围绕等电位线连续扭转而得名,频率 200~500 次/分。当室性期前收缩发生在舒张晚期、落在前面 T 波的终末部时(R-on-T)可诱发室速。此外,在长-短周期可为先天性、电解质紊乱(如低钾血症、低镁血症)、抗心律失常药物(如ⅠA类或Ⅲ类)、吩噻嗪和三环类抗抑郁药、颅内病变、心动过缓(特别是三度房室阻滞)等。尖端扭转型室速病人,应努力寻找和去除导致 QT 间期延长的获得性病因,停用明确或可能诱发尖端扭转型室速的药物。治疗上首先给予静脉注射镁盐。ⅠA类或Ⅲ类药物可使 QT 间期更加延长,故不宜应用。先天性长 QT 间期综合征治疗应选用 β 受体阻滞剂。药物治疗无效者,可考虑左颈胸交感神经切断术,或植入 ICD 治疗。

2. 加速性室性自主心律

亦称缓慢型室速,其发生机制与自律性增加有关。心电图通常表现为连续发生 3~10 个起源于心室的 QRS 波群,心率常为 60~110 次/分。心动过速的开始与终止呈渐进性,跟随于一个室性期前收缩之后,或当心室起搏点加速至超过窦性频率时发生。由于心室与窦房结两个起搏点轮流控制心室节律,融合波常出现于心律失常的开始与终止时,心室夺获亦很常见。本型室速常发生于心脏病病人,特别是急性心肌梗死再灌注期间、心脏手术、心肌病、风湿热与洋地黄中毒。发作短暂或间歇,病人一般无症状,亦不影响预后。通常无须抗心律失常治疗。

三、心室扑动与心室颤动

心室扑动与心室颤动,简称室扑和室颤,为致死性心律失常。常见于缺血性心脏病。此外,抗心律失常药物,特别是引起 QT 间期延长与尖端扭转的药物,严重缺氧、缺血、预激综合征合并房颤与极快的心室率、电击伤等亦可引起。

【心电图特征】

心室扑动呈正弦图形,波幅大而规则,QRS 波呈单形性,频率 150~300 次/分(通常在 200 次/分以上),有时难与室速鉴别。心室颤动的波形、振幅与频率均极不规则,无法辨认 QRS 波群、ST 段与 T 波,持续时间较短,如不及时抢救,一般心电活动在数分钟内迅速消失。急性心肌梗死的原发性心室颤动,可由于舒张早期的室性期前收缩落在 T 波上触发室速(R-on-T),然后演变为心室颤动。

【临床表现】

临床症状包括意识丧失、抽搐、呼吸停顿甚至死亡、听诊心音消失、脉搏触不到、血压亦无法测到。伴随急性心肌梗死发生而不伴有泵衰竭或心源性休克的原发性心室颤动,预后较佳,抢救存活率较高,复发率很低。相反,非伴随急性心肌梗死的心室颤动,一年内复发率高达 20%~30%。

第六节　心脏传导阻滞

心脏传导阻滞是由解剖或机能失常造成的永久性或暂时性冲动传导障碍,可发生于心脏传导系统的任何水平。如发生在窦房结与心房之间,称窦房传导阻滞。在心房与心室之间,称房室阻滞。位于心房内,称房内阻滞。位于心室内,称为室内阻滞。

按照传导阻滞的严重程度,通常可将其分为三度。一度阻滞的传导时间延长,但全部冲动仍能传导。二度阻滞分为两型:Ⅰ型和Ⅱ型。Ⅰ型阻滞表现为传导时间进行性延长,直至一次冲动不能传导;Ⅱ型阻滞表现为间歇出现的传导阻滞。三度阻滞又称完全性阻滞,此时全部冲动不能被传导。

一、房室阻滞

房室阻滞是指房室交界区脱离了生理不应期后,心房冲动传导延迟或不能传导至心室。房室阻滞可以发生在房室结、希氏束以束支等不同的部位。

【病因】

部分健康的成年人、儿童及运动员可发生一度或二度Ⅰ型房室阻滞,可能与静息时迷走神经张力增高有关。其他导致房室阻滞的病变有:冠心病急性心肌梗死、冠状动脉痉挛、心肌炎、心内膜炎、多发性肌炎、心肌病、急性风湿热、主动脉瓣狭窄伴钙化、心脏肿瘤(特别是心包间皮瘤)、先天性心血管病、原发性高血压、心脏手术损伤;也可见于电解质紊乱(如高钾血症)、药物中毒(如洋地黄)、黏液性水肿及心脏浸润性病变(如淀粉样变、结节病或硬皮病)等。老年持续性房室阻滞以原因不明的传导系统退行性变多见,如 Lev 病(心脏纤维支架的钙化与硬化)。

【临床表现】

一度房室阻滞病人通常无症状。二度房室阻滞可引起心搏脱漏,可有心悸症状,也可无症状。三度房室阻滞的症状取决于心室率的快慢与伴随病变,症状包括疲倦、乏力、头晕、晕厥、心绞痛、心力衰竭。房室阻滞因心室率过慢导致脑缺血,病人可出现暂时性意识丧失,甚至抽搐,称为 Adams-Stokes 综合征,严重者可致猝死。

一度房室阻滞听诊时,因 PR 间期延长,第一心音强度减弱。二度Ⅰ型房室阻滞第一心音强度逐渐减弱并有心搏脱漏。二度Ⅱ型房室阻滞亦有间歇性心搏脱漏,但第一心音强度恒定。三度房室阻滞因房室分离,第一心音强度经常变化,第二心音可呈正常或反常分裂,间或听到响亮亢进的第一心音(大炮音)。

【心电图特征】

(一)一度房室阻滞

PR 间期超过 0.20 秒。QRS 波群形态与时限多正常。

（二）二度房室阻滞

二度房室阻滞分为Ⅰ型Ⅱ型。Ⅰ型又称文氏阻滞,是最常见的二度房室阻滞类型。

1. 二度Ⅰ房室阻滞

①P波规律出现;②PR间期逐渐延长,直到P波下传受阻,脱漏1个QRS波群。最常见的房室传导比例为3∶2和5∶4。在大多数情况下,阻滞位于房室结,QRS波群正常,二度Ⅰ型房室阻滞很少发展为三度房室阻滞。

2. 二度Ⅱ型房室阻滞

PR间期恒定,部分P波后无QRS波群。如QRS波群正常,阻滞可能位于房室结内;若QRS波群增宽,形态异常时,阻滞位于希氏束-浦肯野系统。

2∶1房室阻滞可能是Ⅰ型和Ⅱ型房室阻滞。QRS波群正常者,可能为Ⅰ型,阻滞部位在房室结,并且观察到2∶1阻滞转变成3∶2阻滞时,第二个心动周期PR间期延长者,便可确诊为Ⅰ型阻滞。当QRS波群呈束支阻滞图形,需作心电生理检查,始能确定阻滞部位。

二度房室阻滞中,连续两个或者两个以上的P波不能下传心室者常称为高度房室阻滞。

（三）三度（完全性）房室阻滞

心电图表现为:①P波与QRS波群各自成节律、互不相关;②心房率快于心室率,心房冲动来自窦房结或异位心房节律（房性心动过速、扑动或颤动）;③心室起搏点通常在阻滞部位稍下方。如位于希氏束及其近邻,心室率为40～60次/分,QRS波群正常,心律亦较稳定;如位于室内传导系统的远端,心室率可低至40次/分以下,QRS波群增宽,心室律亦常不稳定。

【治疗】

应针对不同的病因进行治疗。一度房室阻滞与二度Ⅰ型房室阻滞心室率不太慢者,无须特殊治疗。二度Ⅱ型与三度房室阻滞如心室率显著缓慢,伴有明显症状或血流动力学障碍,甚至Adams-Stokes综合征发作者,应给予起搏治疗。

阿托品（0.5～2.0mg,静脉注射）可提高房室阻滞的心率,适用于阻滞位于房室结的病人。异丙肾上腺素（1～4μg/min静脉滴注）适用于任何部位的房室阻滞,但应用于急性心肌梗死时应十分慎重,因可能导致严重室性心律失常。以上药物使用超过数天,往往效果不佳且易发生严重的不良反应,仅适用于无心脏起搏条件的应急情况。因此,对于症状明显、心室率缓慢者,应及早给予临时性或永久性心脏起搏治疗。

二、室内阻滞

室内阻滞是指希氏束分叉以下部位的传导阻滞。室内传导系统由右束支、左前分支和左后分支三部分组成。室内传导系统的病变可波及单支、双支或三支。

右束支阻滞较为常见,可发生于风湿性心脏病、先天性心脏病房间隔缺损、高血压、冠心病和肺源性心脏病等。此外,正常人亦可发生右束支阻滞。

左束支阻滞常发生于充血性心力衰竭、急性心肌梗死、急性感染、奎尼丁与普鲁卡因胺中毒、高血压性心脏病、风湿性心脏病、冠心病与梅毒性心脏病等。左前分支阻滞较为常见,左后分支阻滞则较为少见。

单支、双支阻滞通常无临床症状。偶可听到第一、二心音分裂。完全性三分支阻滞的临床表现与完全性房室阻滞相同。

【心电图特征】

1. 右束支阻滞(right bundle branch block,RBBB)

QRS 波群时限≥0.12 秒。V_1、V_2 导联呈 rsR′,R 波粗钝;V_5、V_6 导联呈 qRS 或 RS,S 波宽阔。T 波与 QRS 波群主波方向相反(图 20-33A)。不完全性右束支阻滞的图形与上述相似,但 QRS 波群时限<0.12 秒。

2. 左束支阻滞(left bundle branch block,LBBB)

QRS 波群时限≥0.12 秒。V_5、V_6 导联 R 波宽大,顶部有切迹或粗钝,其前方无 q 波。导联呈宽阔的 QS 波或 rS 波形,S 波宽大。$V_5 \sim V_6$ T 波与 QRS 波群主波方向相反。不完全性左束支阻滞图形与上述相似,但 QRS 波群时限<0.12 秒。

3. 左前分支阻滞(left anterior fascicular block)

额面平均 QRS 电轴左偏达-45°~-90°。Ⅰ、aVL 导联呈 qR 波,Ⅱ、Ⅲ、aVF 导联呈 rS 图形,QRS 时限<0.12 秒。

4. 左后分支阻滞(left posterior fascicular block)

额面平均 QRS 电轴右偏达+90°~+120°(或+80°~+140°)。Ⅰ导联呈 rS 波,

Ⅱ、Ⅲ、aVF 导联呈 qR 波,且 RⅢ>RⅡ,QRS 时限<0.12 秒。

5. 双分支阻滞与三分支阻滞(bifascicular block and trifascicular block)

前者是指室内传导系统三分支中的任何两分支同时发生阻滞。后者是指三分支同时发生阻滞。如三分支均阻滞,则表现为完全性房室阻滞。由于阻滞分支的数量、程度、是否间歇发生等不同情况组合,可出现不同的心电图表现。最常见为右束支合并左前分支阻滞。右束支合并左后分支阻滞较罕见。当右束支阻滞与左束支阻滞两者交替出现时,双侧束支阻滞的诊断便可成立。

【治疗】

慢性单侧束支阻滞的病人如无症状,无须接受治疗。双分支与不完全性三分支阻滞有可能进展为完全性房室阻滞,但是否一定发生以及何时发生均难以预料,不必常规预防性起搏器治疗。急性前壁心肌梗死发生双分支、三分支阻滞,或慢性双分支、三分支阻滞,伴有晕厥或 Adams-Stroke 综合征发作者,则应及早考虑心脏起搏治疗。

第七节　抗心律失常药物的合理应用

给予心律失常病人长期药物治疗之前,应先了解心律失常发生的原因、基础心脏病变及其严重程度和有无可纠正的诱因,如心肌缺血、电解质紊乱、甲状腺功能异常或抗心律失常药物所致心律失常作用。抗心律失常用药的目的是终止心律失常发作,或减少心动过速复发而减轻症状,或减少心律失常而改善病人预后。

正确合理使用抗心律失常药物的原则包括:①首先注意基础心脏病的治疗以及病因和诱因的纠正。②注意掌握抗心律失常药物的适应证,并非所有的心律失常均需应用抗心律失常药物,只有直接导致明显的症状或血流动力学障碍或具有引起致命危险的恶性心律失常时才需要针对心律失常的治疗,包括选择抗心律失常的药物。众多无明显症状、无明显预后意义的心律失常,如期前收缩,短阵的非持续性心动过速,心室率不快的心房颤动,一度或二度Ⅰ型房室阻滞,一般不需要抗心律失常药物治疗。③注意抗心律失常药物的不良反应,包括对心功能的影响,致心律失常作用和对全身其他脏器与系统的不良作用。

目前临床常用的抗心律失常药物分类是 Vaughan Williams 分类法,该法将药物抗心律失常作用的电生理效应作为分类依据,分为四大类,其中Ⅰ类再分为三个亚类。

Ⅰ类药阻滞快速钠通道。

Ⅰ A 类药物减慢动作电位 0 相上升速度(V_{max}),延长动作电位时程,奎尼丁、普鲁卡因胺、丙吡胺等属此类。

Ⅰ B 类药物不减慢 V_{max},缩短动作电位时程,美西律、苯妥英钠与利多卡因等属此类。

Ⅰ C 类药减慢 V_{max},减慢传导与轻微延长动作电位时程,氟卡尼、恩卡尼、普罗帕酮等属此类。

Ⅱ类药阻 β 肾上腺素能受体,美托洛尔、阿替洛尔、比索洛尔等属此类,是目前已明确的可以改善病人长期预后的抗心律失常药物。

Ⅲ类药阻滞钾通道与延长复极,胺碘酮、决奈达隆、索他洛尔、多非利特等属此类。

Ⅳ类药阻滞慢钙通道,维拉帕米和地尔硫卓属此类。

其他抗心律失常作用的药物其作用机制各异,不能按 Vaughan Williams 分类,临床上亦有应用,包括腺苷、洋地黄类、阿托品、异丙肾上腺素、硫酸镁、伊伐布雷定和中药参松养心胶囊、稳心颗粒等。

抗心律失常药物治疗导致新的心律失常或使原有心律失常加重,称为致心律失常作用。发生率为 5%~10%。各种抗心律失常药的发生机制不同,分别与复极延长、早期后除极导致尖端扭转型室速或减慢心室内传导、易化折返等有关。充血性心力衰竭、已应用洋地黄与利尿剂、QT 间期延长者在使用抗心律失常药物时更易发生致心律失常作用。大多数致心律失常现象发生在开始治疗后数天或改变剂量时,较多表现为持续性室速、长 QT 间期与尖端扭转型室速。

临床常见的抗心律失常药物的适应证、不良反应,常用剂量和药代动力学特性见表 3-5。

表 3-5　常用的抗心律失常药物的适应证、不良反应

药物	适应证	不良反应
奎尼丁（quinidine）	房性与室性期前收缩；心房扑动与颤动，房室结内折返性心动过速，预激综合征；室速；预防上述心律失常复发	恶心、呕吐等消化道症状；视觉、听觉障碍，意识模糊；皮疹、发热、血小板减少、溶血性贫血；心脏方面：窦性停搏、房室传导阻滞、QT 间期延长与尖端扭转性室速、晕厥、低血压
利多卡因（lidocaine）	血流动力学稳定的室性心动过速及心室颤动/无脉室性心动过速（但均不作为首选）	眩晕及不同程度意识障碍；心脏方面：少数引起窦房结抑制、房室传导阻滞
美西律（mexiletine）	急、慢性室性快溥型心律失常（特别是 QT 间期延长者）；常用于小儿先天性心脏病与室性心律失常	恶心、呕吐、运动失调、震颤、步态障碍、皮疹；心脏方面：低血压（发生在静脉注射时）、心动过缓
普罗帕酮（propafenone）	各种类型室上性心动过速；室性期前收缩，难治性、致命性室速	眩晕、味觉障碍、视物模糊；胃肠道不适；可能加重支气管痉挛，心脏方面：窦房结抑制、房室阻滞、加重心力衰竭
β 受体阻滞剂（β-blockers）	控制需要治疗的窦性心动过速；症状性期前收缩；心房扑动/心房颤动；多形性及反复发作单形性室性心动过速；预防上述心律失常再发；降低冠心病、心力衰竭病人粹死及总死亡率	加剧哮喘与 COPD；间歇性跛行、雷诺现象、精神抑郁；糖尿病病人可能引致低血糖、乏力；心脏方面：低血压、心动过缓、充血性心力衰竭、心绞痛病人突然撤药引起症状加重、心律失常、急性心肌梗死
胺碘酮（amiodarone）	各种室上性（包括心房扑动与颤动）与室性快速型心律失常（不用于 QT 间期延长的多形性室速）；心肌梗死后室性心律失常、复苏后预防室性心律失常复发，尤其适用于器质性心脏病、心肌梗死后伴心功能不全的心律失常	转氨酶升高；光过敏，角膜色素沉着；胃肠道反应；甲亢或甲减；心脏方面：心动过缓，致心律失常很少发生，偶尔发生尖端扭转性室速

续　表

药物	适应证	不良反应
维拉帕米（vera-pamil）	各种折返性室上性心动过速，预激综合征利用房室结作为通道的房室折返性心动过速；心房扑动与颤动时减慢心室率；某些特殊类型室速	心脏方面：已应用β受体拮抗剂或有血流动力学障碍者易引起低血压、心动过缓、房室阻滞、心搏停顿；禁用于：严重心力衰竭，二、三度房室阻滞，心房颤动经房室旁路作前向传导，严重窦房结病变，室速，心源性休克以及其他低血压状态
腺苷（adeno-sine）	房室结折返或利用房室结的房室折返性心动过速的首选药物；心衰、严重低血压者及新生儿均适用；鉴别室上速伴有室内差异性传导与室速	潮红，呼吸困难，胸部压迫感，通常持续短于1分钟，可有短暂的窦性停搏、室性期前收缩或短阵室速
伊布利特（ibuti-lide）多非利特（dofe-tilide）	近期发作的房扑或房颤转复，房性心动过速，阵发性室上性心动过速阵发性和持续性房颤转复后维持窦性心律	室性心律失常，特别是致QT间期延长后的尖端扭转型室性心动过速
决奈达隆（dronedarone）	阵发性和持续性房颤转复后维持窦性心律	心力衰竭加重、肝功能损害、QT间期延长
毛花苷C（西地兰，lanatoside C）	控制房扑或房颤心室率，尤其适合心功能不全合并快速型房扑或房颤的控制	心脏方面：房室传导阻滞、室性心律失常；恶心、呕吐等消化道症状；视物模糊，黄视，绿视等视神经系统症状
伊伐布雷定（iv-abradine）	用于不能耐受或禁用β受体阻滞剂的窦性心动过速病人	心动过缓或者一度房室阻滞，与心动过缓相关的头晕、头痛；闪光现象（光幻觉）和复视等眼部疾病

第八节　心律失常的介入治疗和手术治疗

一、心脏电复律

【电除颤与电复律的机制】

电除颤和电复律的机制是将一定强度的电流通过心脏,使全部或大部分心肌在瞬间除极,然后心脏自律性最高的起搏点重新主导心脏节律,通常是窦房结。

心室颤动时已无心动周期可在任何时间放电。电复律不同于电除颤,任何异位快速心律只要有心动周期,心电图上有 R 波,放电时需要和心电图 R 波同步,以避开心室的易损期。如果电复律时在心室的易损期放电可能导致心室颤动。心室易损期位于 T 波顶峰前 20~30 毫秒(约相当于心室的相对不应期)。

【电复律与电除颤的种类】

根据电复律时是否识别 R 波,分为同步电复律与非同步电除颤。

1. 同步电复律

放电时电流正好与 R 波同步,即电流刺激落在心室肌的绝对不应期,从而避免在心室的易损期放电导致室速或室颤。同步电复律主要用于除心室颤动以外的快速型心律失常。电复律前一定要核查仪器上的"同步"功能处于开启状态。

2. 非同步电除颤

临床上用于心室颤动。此时已无心动周期,也无 QRS 波,更无从避开心室易损期,应即刻于任何时间放电。

【电复律的适应证和禁忌证】

电复律适应证主要包括两大类:各种严重的甚至危及生命的恶性心律失常,以及各种持续时间较长的快速型心律失常。总的原则是,对于任何快速型的心律失常,如导致血流动力学障碍或心绞痛发作加重,药物治疗无效者,均应考虑电复律或电除颤。

1. 恶性室性心律失常

病人发生室速后,如果经药物治疗后不能很快纠正,或一开始血流动力学即受到严重影响,如室速伴意识障碍、严重低血压或急性肺水肿,应立即采用同步电复律,不要因反复选用药物延误抢救。如果室速不能成功转复,或转复后反复发作,应注意有无缺氧,水、电解质紊乱或酸碱失衡的因素,有时静脉注射胺碘酮、利多卡因可提高转复成功率和减少转复后的复发。

心室颤动病人抢救成功的关键在于及时发现和果断处理。导致电除颤成功率降低的主要因素包括时间延误、缺氧和酸中毒等。医务人员应在室颤发生1~3分钟内有效电除颤,间隔时间越短,除颤成功率越高。对于顽固性心室颤动病人,必要时可静脉推注利多卡因或胺碘酮等药物;若心室颤动波较纤细,可静脉推注肾上腺素,使颤动波变大,易于转复。

2. 心房颤动

符合下列条件者可考虑电转复:①心房颤动病史<1年者,既往窦性心率不低于60次/分;②心房颤动后心力衰竭或心绞痛恶化和不易控制者;③心房颤动伴心室率较快,且药物控制不佳者;④原发病(如甲状腺功能亢进)已得到控制,心房颤动仍持续存在者;⑤风湿性心脏病瓣膜置换或修复后3~6个月或以上,先天性心脏病修补术后2~3个月或以上仍有心房颤动者;⑥预激综合征伴发的心室率快的心房颤动应首选电复律。

下列情况不适于或需延期电复律:①病情危急且不稳定,例如严重心功能不全或风湿活动,严重电解质紊乱和酸碱失衡;②心房颤动发生前心室率显著缓慢,疑诊病态窦房结综合征者,或心室率可用药物控制,尤其是老年病人;③洋地黄中毒引起的心房颤动;④不能耐受预防复发的药物,如胺碘酮、普罗帕酮等。

以上所列适应证和禁忌证都是相对的,在临床上需全面评估病人的情况,权衡利弊。

3. 心房扑动

心房扑动是一种药物难以控制的快速型心律失常。当心房扑动以1:1比例下传时,心室率快,可导致血流动力学迅速恶化,甚至危及生命,电复律往往会取得成功,因而心房扑动是同步电复律的最佳适应证,成功率几乎100%,且所需电能较小。

4. 室上性心动过速

绝大多数室上性心动过速不需要首选电复律。如果其他处理不能纠正室上性心动过速,且因发作持续时间长使血流动力学受到影响,例如出现低血压时,应立即电复律。

【体外电复律操作技术要点】

病人仰卧于硬木板床上,连接除颤器和心电图监测仪,选择一个 R 波高耸的导联进行示波观察。病人一旦进入理想的麻醉状态后,则充分暴露其前胸,并将两个涂有导电糊或裹有湿盐水纱布的电极板分别置于一定位置,导电糊涂抹适量,只要能使电极板和皮肤达到紧密接触,没有空隙即可。

电极板的安放:常用的位置是将一电极板置于胸骨右缘第 2、3 肋间(心底部),另一个电极板置于心尖部。两个电极板之间距离不小于 10cm,电极板放置要贴紧皮肤,并有一定压力。准备放电时,操作人员及其他人员不应再接触病人、病床以及同病人相连接的仪器,以免发生触电。

电复律后应立即进行心电监测,并严密观察病人的心率、心律、血压、呼吸和神志,监测应持续 24 小时。

【电复律与电除颤的能置选择】

电复律和电除颤的能量通常用焦耳(J)来表示,即能量(焦耳)= 功率(瓦)×时间(秒)。电能高低的选择主要根据心律失常的类型和病情(表 3-6)。

表 3-6　经胸壁体外电复律常用能量选择(单向波复律)

心律失常	能量(J)	心律失常	能量(J)
心房颤动	100~200	室性心动过速	100~200
心房扑动	50~100	心室颤动	200~360 或 200(双向波)
室上性心动过速	100~150		

【电复律并发症】

虽然电复律和电除颤对快速型心律失常是一种快速、安全和有效的治疗措施,但仍可伴发许多并发症,主要包括:诱发各种心律失常,出现急性肺水肿、低血压、体循环栓塞和肺动脉栓塞,血清心肌酶增高以及皮肤烧伤等。

二、植入型心律转复除颤器

植入型心律转复除颤器(ICD)是一种终止致命性心律失常的多功能、多程控参数的电子装置,经静脉置于心内膜除颤电极以感知室速及室颤,发放抗心动过速起搏或除颤能量终止快速型心律失常。1980 年,世界上首例 ICD 应用于一位心脏性猝死幸存者。目前 ICD 体积日趋缩小但功能却更强大,已具备抗心动过缓起搏(antibradicardia pacing)、抗心动过速起搏(antitachycardia pacing, ATP)、低能电转复(cardioversion)和高能电除颤(defibrillation)多种功能。ICD 显著降低心脏性猝死(SCD)高危病人的死亡率,是预防 SCD 最有效的方法。

ICD 的明确适应证包括:①非可逆原因引起的室颤或血流动力学不稳定的持续室速导致的心脏骤停幸存者;②器质性心脏病自发持续性室速,无论血流动力学是否稳定;③原因不明的晕厥,心电生理检查能诱发有显著血流动力学改变的持续室速或室颤;④心肌梗死所致 LVEF<35%,NYHA 心功能 Ⅱ 或 Ⅲ 级,或心肌梗死所致 LVEF<30%,NYHA 心功能 Ⅰ 级,且梗死后 40 天以上;⑤心肌梗死后非持续室速,LVEF<40%,且心电生理检查能诱发出室颤或持续室速;⑥NYHA 心功能 Ⅱ 或Ⅲ级 LVEF≤35%的非缺血性心肌病病人;⑦有心脏性猝死危险因素的肥厚型心肌病、扩张型心肌病及右室发育不良型心肌病;⑧有晕厥或室速记录的遗传性心脏病,且 β 受体阻滞剂无效,如长 QT 间期综合征、Brngada 综合征及儿茶酚胺敏感性室速等。

ICD 随访在本章心脏起搏治疗内叙述。

三、心脏起搏治疗

心脏起搏器是通过发放一定形式的电脉冲刺激心脏,使之激动和收缩,即模拟正常心脏的冲动形成和传导,以治疗由于某些心律失常所致的心脏功能障碍。心脏起搏器技术是心律失常介入治疗的重要方法之一。心脏起搏已从单纯治疗缓慢型心律失常,扩展到治疗快速型心律失常、心力衰竭等领域,对减少病死率,改善病人的生存质量起到了积极的作用。起搏器的储存功能和分析诊断功能的完善,对心律失常的诊断和心脏电生理的研究起到积极作用。

【起搏治疗的目的】

起搏治疗的主要目的就是通过不同的起搏方式纠正心率和心律的异常,或左、右心室的协同收缩,提高病人的生存质量,减少病死率。

【起搏治疗的适应证】

置入永久性心脏起搏器的适应证:①症状性心脏变时功能不全;②病态窦房结综合征或房室阻滞,心室率经常低于 50 次/分,有明确的临床症状,或清醒状态下间歇发生心室率<40 次/分;或有长达 3 秒的 RR 间期,虽无症状,也应考虑植入起搏器;③慢性双分支或三分支阻滞伴二 Ⅱ 型、高度或间歇性三度房室阻滞;④清醒状态下无症状性房颤病人,有长达 5 秒的 RR 间期;⑤心脏手术后发生不可逆的高度或三度房室阻滞;⑥神经肌肉疾病导致的高度或三度房室阻滞,有或无症状;⑦有窦房结功能障碍和(或)房室阻滞的病人,因其他情况必须采用具有减慢心率的药物治疗时,应置入起搏器保证适当的心室率;⑧颈动脉窦刺激或压迫诱导的心室停搏>3 秒导致的反复晕厥。

近年来,起搏器治疗扩展到多种疾病的治疗,如预防及治疗长 QT 间期综合征的恶性心律失常,辅助治疗肥厚型心肌病、扩张型心肌病、顽固性心力衰竭等。有些病人如急性心肌梗死合并房室阻滞、某些室速的转复、心肺复苏的抢救可能需要临时起搏。

与心脏起搏器和 ICD 相结合的双心室同步起搏,简称心脏再同步化治疗(CRT-D),现在已成为心衰治疗的一种重要方法,可进一步降低心衰病人的死亡率。

植入 CRT-D 适应证:窦性心律病人,完全性左束支阻滞伴 QRS 间期≥130 毫秒,优化药物治疗后 LVEF≤35% 的症状性心力衰竭病人(NYHA 分级Ⅱ~Ⅳ级)。

【起搏器的代码及类型】

随着起搏器工作方式或类型的不断增加,其各种功能日趋复杂。为便于医生、技术人员或病人间的各种交流,1985 年由北美心脏起搏与电生理学会(NASPE)和英国心脏起搏与电生理学组(BPEG)专家委员会共同编制了起搏器代码,即 NBG 编码,并于 2002 年进行了修订(表 3-7)。另外,起搏器制造厂家用 S 代表单心腔(心房或心室)。

表 3-7 NBG 编码

I	II	III	IV	V
起搏心腔	感知心腔	感知后的反应	程控功能/频率应答	抗快速型心律失常功能
V＝心室	V＝心室	T＝触发	P＝程控频率及(或)输出	P＝抗心动过速起搏
A＝心房	A＝心房	I＝抑制	M＝多项参数程控	S＝电击
D＝双腔	D＝双腔	D＝T+I	C＝通讯	D＝P+S
O＝无	O＝无	O＝无	R＝频率应答	O＝无
			O＝无	

了解和记忆起搏器代码的含义十分重要,例如 VVI 起搏器代表该起搏器起搏的是心室,感知的是自身心室信号,自身心室信号被感知后抑制起搏器发放一次脉冲。DDD 起搏器起搏的是心房及心室,感知的是自身心房及心室信号,自身心房及心室信号被感知后抑制或触发起搏器在不应期内发放一次脉冲。AAIR 起搏器起搏的是心房,感知的是自身心房信号,自身心房信号被感知后抑制起搏器发放一次脉冲,并且起搏频率可根据病人的需要进行调整,即频率适应性起搏功能(第四位 R 表示)。另外还有 VDD、DDI 等起搏方式。

临床工作中常根据电极导线植入的部位分为:①单腔起搏器:常见的有 VVI 起搏器(电极导线放置在右室心尖部或间隔部)和 AAI 起搏器(电极导线放置在心房右心耳),根据心室率或心房率的需要进行心室或心房适时的起搏。②双腔起搏器:植入的两支电极导线常分别放置在心房右心耳和右室心尖部或间隔部,进行房室顺序起搏。③三腔起搏器:是近年来开始使用的起搏器,目前主要分为双房+右室三腔起搏器和右房+双室三腔心脏起搏。前者应用于存在房间阻滞合并阵发房颤的病人,以预防和治疗心房颤动,后者主要适用于某些扩张型心肌病、顽固性心力衰竭协调房室及(或)室间的活动,改善心功能。

【起搏方式的选择】

1. VVI 方式

适用于:①一般性的心室率缓慢,无器质性心脏病,心功能良好者;②间歇性发生的心室率缓慢及长 R-R 间隔。

但有下列情况者不适宜应用：①VVI 起搏时血压下降 20mmHg 以上；②心功能代偿不良；③已知有起搏器综合征，因 VVI 起搏干扰了房室顺序收缩及室房逆传导致心排血量下降等出现的相关症状。

2. AAI 方式

保持房室顺序收缩，属生理性起搏，适用于房室传导功能正常的病态窦房结综合征。不适宜应用者：①有房室传导障碍，包括有潜在发生可能者（用心房调搏检验）；②慢性房颤。

3. DDD 方式

是双腔起搏器中对心房和心室的起搏与感知功能最完整者，故称为房室全能型。适用于房室阻滞伴或不伴窦房结功能障碍。不适宜应用者：持续性房颤、房扑。

4. 频率自适应（R）方式

起搏器可通过感知体动、血 pH 判断机体对心排血量的需要而自动调节起搏频率，以提高机体运动耐量，适用于：需要从事中至重度体力活动者。可根据具体情况选用 VVIR、AAIR、DDDR 方式。但心率加快后心悸等症状加重，或诱发心力衰竭、心绞痛症状加重者，不宜应用频率自适应起搏器。

总之，最佳起搏方式选用原则为：①窦房结功能障碍而房室传导功能正常者，以 AAI 方式最佳；②完全性房室阻滞而窦房结功能正常者，以 VDD 方式最佳；③窦房结功能和房室传导功能都有障碍者，DDD 方式最佳；④需要从事中至重度体力活动者，考虑加用频率自适应功能。

【起搏随访】

起搏器随访的主要目的是评估和优化植入型电子器械（CIED）系统性能和安全性，识别和校正 CIED 系统的异常情况，预测电池寿命并确定择期更换时机等；起搏器随访有诊室随访和远程监测两种方式，诊室随访是目前主要随诊方式；所有 CIED 植入后早期 1~3 个月内均需诊室随访，植入后中期起搏器建议每 6~12 个月诊室随访和远程监测，ICD 或 CRT-D 每 3~6 个月诊室随访和远程监测，而所有 CIED 植入后每年至少需要 1 次诊室随访直到电池耗竭，后期当 CIED 出现电池耗竭征象时，要求每 1~3 个月诊室随访和远程监测。

四、导管射频消融治疗快速型心律失常

导管射频消融（radiofrequency catheter ablation,RFCA）是通过导管头端电极释放射频电流,在导管头端与局部心肌心内膜间转化为热能,使特定的局部心肌组织变性、坏死,以达到改变该部位心肌自律性和传导性,从而达到治疗心律失常的目的。射频能量（radiofrequency energy）是一种低电压高频（30kHz~1.5MHz）的电能,转化为热能后局部可达到46~90℃。操作过程不需全身麻醉。

自1989年RFCA技术正式应用于人体,迄今数以万计的快速型心律失常病人由此得以根治;目前,RFCA已成为快速型心律失常一种重要的治疗方法,在部分快速型心律失常如房室结折返性心动过速、房室折返性心动过速及阵发性房颤等病人中,RFCA已成为一线治疗方法。

【适应证】

症状性局灶性房速;发作频繁、心室率不易控制的房扑;发作频繁、症状明显的房颤;预激综合征合并房颤和快速心室率;房室结折返及房室折返性心动过速;症状明显或药物治疗效果不佳或不明原因左室功能障碍的频发室性期前收缩（>10 000次/24小时）;无器质性心脏病证据的室速（特发性室速）呈反复发作或合并有心动过速心肌病或血流动力学不稳定;发作频繁和（或）症状重、药物预防发作效果差的合并器质性心脏病的室速,多作为ICD的补充治疗。

【方法】

1. 心内电生理检查明确心律失常的基础上确定消融靶点。

2. 根据不同的靶点位置,经股静脉或股动脉置入消融导管,并使之到达靶点。

3. 根据消融部位和心律失常类型不同进行放电消融。

4. 检测是否已达到消融成功标准,如旁路逆传功能是否消失,原有心律失常用各种方法不能再诱发等。

【并发症】

导管射频消融可能出现的并发症为误伤希氏束,造成二度或三度房室阻滞;心脏穿孔致心脏压塞等,但发生率极低。

第四章　冠状动脉粥样硬化性心脏病

第一节　动脉粥样硬化

动脉粥样硬化的特点是受累动脉的病变从内膜开始,先后有脂质积聚、纤维组织增生和钙质沉着,并有动脉中层的逐渐退变和钙化,在此基础上继发斑块内出血、斑块破裂及局部血栓形成。现代细胞和分子生物学技术显示动脉粥样硬化病变具有巨噬细胞游移、平滑肌细胞增生;大量胶原纤维、弹力纤维和蛋白多糖等结缔组织基质形成;细胞内、外脂质积聚的特点。由于在动脉内膜积聚的脂质外观呈黄色粥样,因此称为动脉粥样硬化。

【病因和发病情况】

本病病因尚未完全确定。研究表明本病是多因素作用于不同环节所致,这些因素称为危险因素。主要的危险因素如下:

1. 年龄、性别

本病临床上多见于 40 岁以上的中老年人,49 岁以后进展较快,近年来临床发病年龄有年轻化趋势。女性发病率较低,因为雌激素有抗动脉粥样硬化作用,故女性在绝经期后发病率迅速增加。年龄和性别属于不可改变的危险因素。

2. 血脂异常

脂质代谢异常是动脉粥样硬化最重要的危险因素。临床资料表明,动脉粥样硬化常见于高胆固醇血症。实验动物给予高胆固醇饲料可以引起动脉粥样硬化。总胆固醇(total cholesterol, TC)、甘油三酯(triglyceride, TG)、低密度脂蛋白胆固醇(low density lipoprotein cholesterol, LDL-C)或极低密度脂蛋白胆固醇(very low density lipoprotein cholesterol, VLDL-C)增高,相应的载脂蛋白 B(apoB)增高;高密度脂蛋白胆固醇(high density lipoprotein-cholesterol, HDL-C)减低、载脂蛋白 A(apoA)

降低都被认为是危险因素,目前最肯定的是 LDL-C 的致动脉粥样硬化作用。此外,脂蛋白(a)[Lp(a)]增高也可能是独立的危险因素。在临床实践中,LDL-C 是治疗的靶目标。

3. 高血压

临床及尸检资料均表明,高血压病人动脉粥样硬化发病率明显增高。60%~70%的冠状动脉粥样硬化病人有高血压,高血压病人患冠心病概率增高 3~4 倍。可能由于高血压时内皮细胞损伤,LDL-C 易于进入动脉壁,并刺激平滑肌细胞增生,引起动脉粥样硬化。

4. 吸烟

与不吸烟者比较,吸烟者的发病率和病死率增高 2~6 倍,且与每日吸烟的支数呈正比。被动吸烟也是危险因素。吸烟者前列环素释放减少,血小板易在动脉壁黏附聚集。吸烟还可使血中 HDL-C 降低、TC 增高以致易患动脉粥样硬化。另外,烟草所含的尼古丁可直接作用于冠状动脉和心肌,引起动脉痉挛和心肌受损。

5. 糖尿病和糖耐量异常

糖尿病病人发病率较非糖尿病者高出数倍,且病变进展迅速。糖尿病者多伴有高甘油三酯血症或高胆固醇血症,如再伴有高血压,则动脉粥样硬化的发病率明显增高。糖尿病病人还常有凝血第Ⅷ因子增高及血小板功能增强,加速动脉粥样硬化血栓形成和引起动脉管腔的闭塞。近年来的研究认为胰岛素抵抗与动脉粥样硬化的发生有密切关系,2 型糖尿病病人常有胰岛素抵抗及高胰岛素血症伴发冠心病。

6. 肥胖

标准体重(kg)=身高(cm)-105(或 110);体重指数(BMI)=体重(kg)/[身高(m)]^2。超过标准体重 20% 或 BMI>24kg/m^2 者称肥胖症。肥胖也是动脉粥样硬化的危险因素。肥胖可导致血浆甘油三酯及胆固醇水平的增高,并常伴发高血压或糖尿病。近年研究认为肥胖者常有胰岛素抵抗,导致动脉粥样硬化的发病率明显增高。

7. 家族史

一级亲属男性<55 岁,女性<65 岁发生疾病,考虑存在早发冠心病家族史。常染色体显性遗传所致的家族性血脂异常是这些家族成员易患本病的因素。此外,

近年已克隆出与人类动脉粥样硬化危险因素相关的易感或突变基因 200 种以上。

其他的危险因素包括:①A 型性格者:有较高的冠心病患病率,精神过度紧张者也易患病,可能与体内儿茶酚胺类物质浓度长期过高有关;②口服避孕药:长期口服避孕药可使血压升高、血脂异常、糖耐量异常,同时改变凝血机制,增加血栓形成机会;③饮食习惯:高热量、高动物脂肪、高胆固醇、高糖饮食易患冠心病。

【发病机制】

对本病发病机制,曾有多种学说从不同角度来阐述,主要包括脂质浸润学说、内皮损伤-反应学说、血小板聚集和血栓形成假说、平滑肌细胞克隆学说等。

各种主要危险因素作用下,LDL-C 通过受损的内皮进入管壁内膜,并氧化修饰成低密度脂蛋白胆固醇(oxidizedLDL-C,oxLDL-C),加重内皮损伤;单核细胞和淋巴细胞表面特性发生变化,黏附因子表达增加,黏附在内皮细胞上的数量增多,并从内皮细胞之间移入内膜下成为巨噬细胞,通过清道夫受体吞噬 oxLDL-C,转变为泡沫细胞形成最早的粥样硬化病变脂质条纹。巨噬细胞能氧化 LDL-C、形成过氧化物和超氧化离子,充满氧化修饰脂蛋白的巨噬细胞合成分泌很多生长因子和促炎介质,包括血小板源生长因子(platelet derived growth factor,PDGF)、成纤维细胞生长因子(fibroblast growth factor,FGF)、肿瘤坏死因子(tumor necrosis factor,TNF)-α 和白介素(interleukin,IL)-1,促进斑块的生长和炎症反应。进入内膜的 T 细胞识别巨噬细胞和树突状细胞提呈的抗原(如修饰的脂蛋白)同时被激活,产生具有强烈致动脉粥样硬化的细胞因子,如干扰素-γ、TNF 和淋巴毒素等。在 PDGF 和 FGF 的作用下,平滑肌细胞从中膜迁移至内膜并增殖,亦可吞噬脂质成为泡沫细胞的另一重要来源。在某些情况下,平滑肌细胞在凝血酶等强力作用下发生显著增殖,并合成和分泌胶原、蛋白多糖和弹性蛋白等,构成斑块基质。在上述各种机制的作用下,脂质条纹演变为纤维脂肪病变及纤维斑块。

【病理解剖和病理生理】

动脉粥样硬化的病理变化主要累及体循环系统的大型肌弹力型动脉(如主动脉)和中型肌弹力型动脉(以冠状动脉和脑动脉最多,肢体各动脉、肾动脉和肠系膜动脉次之,下肢多于上肢),而肺循环动脉极少受累。病变分布多为数个组织器官的动脉同时受累。

正常动脉壁由内膜、中膜和外膜三层构成。动脉粥样硬化时相继出现脂质点和条纹、粥样和纤维粥样斑块、复合病变3类变化。美国心脏病学会根据其病变发展过程将其细分为6型：

Ⅰ型：脂质点。动脉内膜出现小黄点，为小范围的巨噬细胞含脂滴形成泡沫细胞积聚。

Ⅱ型：脂质条纹。动脉内膜见黄色条纹，为巨噬细胞成层并含脂滴，内膜有平滑肌细胞也含脂滴，有T淋巴细胞浸润。

Ⅲ型：斑块前期。细胞外出现较多脂滴，在内膜和中膜平滑肌层之间形成脂核，但尚未形成脂质池。

Ⅳ型：粥样斑块。脂质积聚多，形成脂质池，内膜结构破坏，动脉壁变形。

Ⅴ型：纤维粥样斑块。为动脉粥样硬化最具特征性的病变，呈白色斑块突入动脉腔内引起管腔狭窄。斑块表面内膜被破坏而由增生的纤维膜（纤维帽）覆盖于脂质池之上。病变可向中膜扩展，破坏管壁，并同时可有纤维结缔组织增生、变性坏死等继发病变。

Ⅵ型：复合病变。为严重病变，由纤维斑块发生出血、坏死、溃疡、钙化和附壁血栓所形成。粥样斑块可因内膜表面破溃而形成所谓粥样溃疡，破溃后粥样物质进入血流成为栓子。

近年来由于冠状动脉造影的普及和冠状动脉内超声成像技术的进展，对不同冠心病病人的斑块性状有了更直接和更清晰的认识。从临床的角度来看，动脉粥样硬化的斑块基本上可分为两类：一类是稳定型即纤维帽较厚而脂质池较小的斑块；而另一类是不稳定型（又称为易损型）斑块，其纤维帽较薄，脂质池较大易于破裂。正是不稳定型斑块的破裂导致了急性心血管事件的发生。其他导致斑块不稳定的因素包括血流动力学变化、应激、炎症反应等，其中炎症反应在斑块不稳定和斑块破裂中起着重要作用。动脉粥样硬化斑块不稳定反映其纤维帽的机械强度和损伤强度的失平衡。斑块破裂释放组织因子和血小板活化因子，使血小板迅速聚集形成白色血栓；同时，斑块破裂导致大量的炎症因子释放，上调促凝物质的表达，并促进纤溶酶原激活剂抑制物−1（plasminogen activator inhibitor，PAI−1）的合成，从而加重血栓形成，并演变为红色血栓。血栓形成使血管急性闭塞而导致严重持续性心肌缺血。

从动脉粥样硬化的长期影响来看，受累动脉弹性减弱、脆性增加，其管腔逐渐变窄甚至完全闭塞，也可扩张而形成动脉瘤。视受累的动脉和侧支循环建立情况的不同，可引起整个循环系统或个别器官的功能紊乱。

1. 主动脉因粥样硬化而致管壁弹性降低

当心脏收缩时,它暂时膨胀而保留部分心脏排出血液的作用即减弱,使收缩压升高而舒张压降低,脉压增宽。主动脉形成动脉瘤时,管壁为纤维组织所取代,不但失去弹性而且向外膨隆。

2. 内脏或四肢动脉管腔狭窄或闭塞

在侧支循环不能代偿的情况下使器官和组织的血液供应发生障碍,导致缺血、坏死或纤维化。如冠状动脉粥样硬化可引起心绞痛、心肌梗死或心肌纤维化;脑动脉粥样硬化引起脑梗死或脑萎缩;肾动脉粥样硬化引起高血压或肾脏萎缩;下肢动脉粥样硬化引起间歇性跛行或下肢坏疽等。

本病病理变化进展缓慢,除非有不稳定斑块破裂造成急性事件,明显的病变多见于壮年以后。现已有不少资料证明,动脉粥样硬化病变的进展并非不可逆。在人体经血管造影或腔内超声检查证实,积极控制和治疗各危险因素一段时间后,较早期的动脉粥样硬化病变可部分消退。

【临床表现】

主要是相关器官受累后出现的症状。

1. 主动脉粥样硬化

大多数无特异性症状。主动脉广泛粥样硬化病变可出现主动脉弹性降低的相关表现:如收缩期血压升高、脉压增宽等。X线检查可见主动脉结向左上方凸出,有时可见片状或弧状钙质沉着阴影。

主动脉粥样硬化可以形成主动脉瘤,也可能发生动脉夹层分离。

2. 冠状动脉粥样硬化

将在本章第二节详述。

3. 颅脑动脉粥样硬化

颅脑动脉粥样硬化最常侵犯颈内动脉、基底动脉和椎动脉。颈内动脉入脑处为好发区,病变多集中在血管分叉处。粥样斑块造成血管狭窄、脑供血不足或局部血栓形成或斑块破裂、碎片脱落造成脑栓塞等脑血管意外;长期慢性脑缺血造成脑萎缩时,可发展为血管性痴呆。

4. 肾动脉粥样硬化

可引起顽固性高血压。年龄在55岁以上而突然发生高血压者,应考虑本病的可能。如发生肾动脉血栓形成可引起肾区疼痛、少尿和发热等。长期肾脏缺血可致肾萎缩并发展为肾衰竭。

5.肠系膜动脉粥样硬化

可能引起消化不良、肠道张力减低、便秘和腹痛等症状。血栓形成时有剧烈腹痛、腹胀和发热。肠壁坏死时可引起便血、麻痹性肠梗阻和休克等症状。

6.四肢动脉粥样硬化

以下肢动脉较多见。由于血供障碍而引起下肢发凉、麻木和典型的间歇性跛行,即行走时发生腓肠肌麻木、疼痛以至痉挛,休息后消失,再走时又出现;严重者可持续性疼痛,下肢动脉尤其是足背动脉搏动减弱或消失。如动脉完全闭塞时可产生坏疽。

【实验室检查】

本病尚缺乏敏感而特异的早期实验室诊断方法。部分病人有脂质代谢异常,主要表现为血 TC 增高、LDL-C 增高、HDL-C 降低、TG 增高、apoA 降低、apoB 和 Lp(a)增高。X 线检查除前述主动脉粥样硬化的表现外,选择性动脉造影可显示管腔狭窄或动脉瘤样病变,以及病变的所在部位、范围和程度,有助于确定介入或外科治疗的适应证和选择手术方式。多普勒超声检查有助于判断动脉的血流情况和血管病变。心电图检查、超声心动图检查、放射性核素心脏检查和负荷试验所示的特征性变化有助于诊断冠状动脉粥样硬化性心脏病。CT 血管造影(CTA)和磁共振显像血管造影(MRA)可无创显像动脉粥样硬化病变。冠状动脉造影是诊断冠状动脉粥样硬化最直接的方法。血管内超声显像是辅助血管内介入治疗的腔内检查方法。

【诊断与鉴别诊断】

本病发展到相当程度,尤其是有器官明显病变时诊断并不困难,但早期诊断很不容易。年长病人如检查发现血脂异常,X 线、超声及动脉造影发现血管狭窄性或扩张性病变,应首先考虑诊断本病。

主动脉粥样硬化引起的主动脉变化和主动脉瘤,需与梅毒性主动脉炎和主动脉瘤以及纵隔肿瘤相鉴别;冠状动脉粥样硬化引起的心绞痛和心肌梗死,需与冠状动脉其他病变所引起者相鉴别;脑动脉粥样硬化所引起的脑血管意外,需与其他原因引起的脑血管意外相鉴别;肾动脉粥样硬化所引起的高血压,需与其他原因的高血压相鉴别;肾动脉血栓形成需与肾结石相鉴别;四肢动脉粥样硬化所产生的症状需与其他病因的动脉病变所引起者鉴别。

【预后】

本病预后随病变部位、程度、血管狭窄发展速度、受累器官受损情况和有无并发症而不同。病变涉及心、脑、肾等重要脏器动脉则预后不良。

【防治】

首先应积极预防动脉粥样硬化的发生。如已发生应积极治疗,防止病变发展并争取逆转。已发生并发症者应及时治疗,防止其恶化,延长病人寿命。

(一)一般防治措施

1. 积极控制与本病有关的一些危险因素

包括高血压、糖尿病、血脂异常、肥胖症等。

2. 合理的膳食

控制膳食总热量,以维持正常体重为度,一般以 BMI $20 \sim 24kg/m^2$ 为正常体重;或以腰围为标准,一般以女性≥80cm、男性≥85cm 为超标。超重或肥胖者应减少每日进食的总热量,减少胆固醇摄入,并限制酒及含糖食物的摄入。合并有高血压或心力衰竭者应同时限制食盐。不少学者认为,本病的预防措施应从儿童期开始,即儿童也不宜进食高胆固醇、高动物性脂肪的饮食,亦宜避免摄食过量,防止发胖。

3. 适当的体力劳动和体育活动

参加一定的体力劳动和体育活动,对预防肥胖、锻炼循环系统的功能和调整血脂代谢均有益,是预防本病的一项积极措施。体力活动量应根据身体情况、体力活动习惯和心脏功能状态而定,以不过多增加心脏负担和不引起不适感觉为原则。体育活动要循序渐进,不宜勉强做剧烈活动。

4. 合理安排工作和生活

生活要有规律,保持乐观、愉快的情绪。避免过度劳累和情绪激动。注意劳逸结合,保证充分睡眠。

5. 提倡戒烟限酒

(二)药物治疗

1. 调整血脂药物

血脂异常的病人,应首选降低 TC 和 LDL-C 为主的他汀类调脂药,其他还包括贝特类、依折麦布和 PCSK9 抑制剂等。

2. 抗血小板药物

抗血小板黏附和聚集的药物,可防止血栓形成,有助于防止血管阻塞性病变发展,用于预防动脉血栓形成和栓塞。最常用的口服药为阿司匹林、氯吡格雷、普拉格雷、替格瑞洛、吲哚布芬和西洛他唑;静脉药物包括阿昔单抗、替罗非班、埃替非巴肽等药物。

3. 溶栓药物和抗凝药物

对动脉内形成血栓导致管腔狭窄或阻塞者,可用溶栓药物,包括链激酶、阿替普酶等。抗凝药物包括普通肝素、低分子量肝素、华法林以及新型口服抗凝药。

4. 改善心脏重构和预后的药物

如 ACEI 或 ARB 等。

5. 针对缺血症状的相应治疗

如心绞痛时应用血管扩张剂(硝酸酯类等)及 β 受体拮抗剂等。

(三)介入和外科手术治疗

包括对狭窄或闭塞的血管,特别是冠状动脉、肾动脉和四肢动脉施行血运重建或旁路移植手术,以恢复动脉的供血。包括经皮球囊扩张术、支架植入术、腔内旋磨术等多种介入治疗,对新鲜的血栓也可采用导管进行抽吸。目前应用最多的是经皮腔内球囊扩张术和支架植入术(参见本章第四节)。

第二节　冠状动脉粥样硬化性心脏病概述

冠状动脉粥样硬化性心脏病指冠状动脉(冠脉)发生粥样硬化引起管腔狭窄或闭塞,导致心肌缺血缺氧或坏死而引起的心脏病,简称冠心病(coronary heart disease,CHD),也称缺血性心脏病。

冠心病是动脉粥样硬化导致器官病变的最常见类型,严重危害人类健康。本病多发于 40 岁以上成人,男性发病早于女性,经济发达国家发病率较高;近年来发病呈年轻化趋势,已成为威胁人类健康的主要疾病之一。

【分型】

由于病理解剖和病理生理变化的不同,冠心病有不同的临床表型。1979 年世界卫生组织曾将之分为五型:①隐匿型或无症状性冠心病;②心绞痛;③心肌梗死;④缺血性心肌病;⑤猝死。近年趋向于根据发病特点和治疗原则不同分为两大类:①慢性冠脉疾病(chronic coronary artery disease,CAD),也称慢性心肌缺血综合征(chronic ischemic syndrome,CIS);②急性冠状动脉综合征(acute coronary syndrome,ACS)。前者包括稳定型心绞痛、缺血性心肌病和隐匿性冠心病等;后者包括不稳定型心绞痛(unstable angina,UA)、非 ST 段抬高型心肌梗死(non-ST-segment elevation myocardial infarction,NSTEMI)和 ST 段抬高型心肌梗死(ST-segment elevation myocardial infarction,STEMI),也有将冠心病猝死包括在内。

【发病机制】

当冠脉的供血与心肌的需血之间发生矛盾,冠脉血流量不能满足心肌代谢的需要,就可引起心肌缺血缺氧。暂时的缺血缺氧引起心绞痛,而持续严重的心肌缺血可引起心肌坏死即为心肌梗死。

心肌能量的产生要求大量的氧供,心肌细胞摄取血液氧含量达到 65%～75%,明显高于身体其他组织。因此心肌平时对血液中氧的摄取已接近于最大量,氧需再增加时已难从血液中更多地摄取氧,只能依靠增加冠状动脉的血流量来提供。在正常情况下,冠状动脉循环有很大的储备,通过神经和体液的调节,其血流量可随身体的生理情况而有显著的变化,使冠状动脉的供血和心肌的需血两者保持着动态的平衡;在剧烈体力活动时,冠状动脉适当地扩张,血流量可增加到休息时的6～7 倍。

决定心肌耗氧量的主要因素包括心率、心肌收缩力和心室壁张力,临床上常以"心率×收缩压"估计心肌耗氧量。由于冠状动脉血流灌注主要发生在舒张期,心率增加时导致的舒张期缩短及各种原因导致的舒张压降低显著影响冠状动脉灌注。冠状动脉固定狭窄或微血管阻力增加也可导致冠状动脉血流减少,当冠状动脉管腔存在显著的固定狭窄(>50%～75%),安静时尚能代偿,而运动、心动过速、情绪激动造成心肌需氧量增加时,可导致短暂的心肌供氧和需氧间的不平衡,这是引起大多数慢性稳定型心绞痛发作的机制。另一些情况下,由于不稳定型粥样硬化斑块发生破裂、糜烂或出血,继发血小板聚集或血栓形成导致管腔狭窄程度急剧加重,或冠状动脉发生痉挛,均可使心肌氧供应减少,这是引起 ACS 的主要原因。另外,即使冠状动脉血流灌注正常,严重贫血时心肌氧供也可显著降低。许多情况下,心肌缺血甚至坏死是需氧量增加和供氧量减少两者共同作用的结果。

心肌缺血后,氧化代谢受抑,致使高能磷酸化合物储备降低,细胞功能随之发生改变。产生疼痛感觉的直接因素可能是在缺血缺氧的情况下,心肌内积聚过多的代谢产物,如乳酸、丙酮酸、磷酸等酸性物质或类似激肽的多肽类物质,刺激心脏内自主神经的传入纤维末梢,经 1~5 胸交感神经节和相应的脊髓段,传至大脑产生疼痛感觉。这种痛觉反映在与自主神经进入水平相同脊髓段的脊神经所分布的区域,即胸骨后及两臂的前内侧与小指,尤其是在左侧。

第三节　慢性心肌缺血综合征

一、稳定型心绞痛

稳定型心绞痛(stable angina pectoris)也称劳力性心绞痛。其特点为阵发性的前胸压榨性疼痛或憋闷感觉,主要位于胸骨后部,可放射至心前区和左上肢尺侧,常发生于劳力负荷增加时,持续数分钟,休息或用硝酸酯制剂后疼痛消失。疼痛发作的程度、频度、持续时间、性质及诱发因素等在数个月内无明显变化。

【发病机制】

当冠脉狭窄或部分闭塞时,其血流量减少,对心肌的供血量相对比较固定。在休息时尚能维持供需平衡可无症状。在劳力、情绪激动、饱食、受寒等情况下,心脏负荷突然增加,使心率增快、心肌张力和心肌收缩力增加等而致心肌氧耗量增加,而存在狭窄冠状动脉的供血却不能相应地增加以满足心肌对血液的需求时,即可引起心绞痛。

【病理解剖和病理生理】

稳定型心绞痛病人的冠状动脉造影显示:有 1、2 或 3 支冠脉管腔直径减少

>70%的病变者分别各占25%左右,5%~10%有左冠脉主干狭窄,其余约15%病人无显著狭窄。后者提示病人的心肌血供和氧供不足,可能是冠脉痉挛、冠脉循环的小动脉病变、血红蛋白和氧的离解异常、交感神经过度活动、儿茶酚胺分泌过多或心肌代谢异常等所致。

病人在心绞痛发作之前,常有血压增高、心率增快、肺动脉压和肺毛细血管压增高的变化,反映心脏和肺的顺应性减低。发作时可有左心室收缩力和收缩速度降低、射血速度减慢、左心室收缩压下降、心搏量和心排血量降低、左心室舒张末期压和血容量增加等左心室收缩与舒张功能障碍的病理生理变化。左心室壁可呈收缩不协调或部分心室壁有收缩减弱的现象。

【临床表现】

(一)症状

心绞痛以发作性胸痛为主要临床表现,疼痛的特点为:

1.诱因

发作常由体力劳动或情绪激动(如愤怒、焦急、过度兴奋等)所诱发,饱食、寒冷、吸烟、心动过速、休克等亦可诱发。疼痛多发生于劳力或激动的当时,而不是在劳累之后。典型的稳定型心绞痛常在相似的条件下重复发生。

2.部位

主要在胸骨体之后,可波及心前区,手掌大小范围,也可横贯前胸,界限不清。常放射至左肩、左臂内侧达无名指和小指,或至颈、咽或下颌部。

3.性质

胸痛常为压迫、发闷或紧缩性,也可有烧灼感,但不像针刺或刀扎样锐性痛,偶伴濒死感。有些病人仅觉胸闷不适而非胸痛。发作时病人往往被迫停止正在进行的活动,直至症状缓解。

4.持续时间

心绞痛一般持续数分钟至十余分钟,多为3~5分钟,一般不超过半小时。

5.缓解方式

一般在停止原来诱发症状的活动后即可缓解;舌下含用硝酸甘油等硝酸酯类药物也能在几分钟内使之缓解。

（二）体征

平时一般无异常体征。心绞痛发作时常见心率增快、血压升高、表情焦虑、皮肤冷或出汗，有时出现第四或第三心音奔马律。可有暂时性心尖部收缩期杂音，是乳头肌缺血以致功能失调引起二尖瓣关闭不全所致。

【辅助检查】

（一）实验室检查

血糖、血脂检查可了解冠心病危险因素；胸痛明显者需查血清心肌损伤标志物，包括心肌肌钙蛋白 I 或 T、肌酸激酶（CK）及同工酶（CK-MB），以与 ACS 相鉴别；查血常规注意有无贫血；必要时需检查甲状腺功能。

（二）心电图检查

1. 静息时心电图

约半数病人在正常范围，也可能有陈旧性心肌梗死的改变或非特异性 ST 段和 T 波异常。有时出现房室或束支传导阻滞或室性、房性期前收缩等心律失常。

2. 心绞痛发作时心电图

绝大多数病人可出现暂时性心肌缺血引起的 ST 段移位。因心内膜下心肌更容易缺血，故常见反映心内膜下心肌缺血的 ST 段压低（≥0.1mV），发作缓解后恢复。有时也可以出现 T 波倒置。在平时有 T 波持续倒置的病人，发作时可变为直立（"假性正常化"）。T 波改变虽然对反映心肌缺血的特异性不如 ST 段压低，但如与平时心电图比较有明显差别，也有助于诊断。

3. 心电图负荷试验

最常用的是运动负荷试验，增加心脏负担以激发心肌缺血。运动方式主要为分级活动平板或踏车，其运动强度可逐步升级。前者较为常用，让受检查者迎着转动的平板就地踏步。以达到按年龄预计可达到的最大心率（HR_{max}）或亚极量心率（85%~90% 的最大心率）为负荷目标，前者称为极量运动试验，后者为亚极量运动试验。运动中应持续监测心电图改变。运动前、运动中每当运动负荷量增加一次均应记录心电图，运动终止后即刻及此后每 2 分钟均应重复心电图记录，直至心率恢复至运动前水平。心电图记录时应同步测定血压。运动中出现典型心绞痛、心电图改变主要以 ST 段水平型或下斜型压低 ≥0.1mV（J 点后 60~80 毫秒）持续 2

分钟为运动试验阳性标准。

运动中出现心绞痛、步态不稳、出现室性心动过速(接连 3 个以上室性期前收缩)或血压下降时,应立即停止运动。心肌梗死急性期、不稳定型心绞痛、明显心力衰竭、严重心律失常或急性疾病者禁做运动试验。本试验有一定比例的假阳性和假阴性,单纯运动心电图阳性或阴性结果不能作为诊断或排除冠心病的依据。

4. 心电图连续动态监测

Holter 检查可连续记录并自动分析 24 小时(或更长时间)的心电图(双极胸导联或同步 12 导联),可发现心电图 ST 段、T 波改变(ST-T)和各种心律失常。将出现异常心电图表现的时间与病人的活动和症状相对照。胸痛发作时相应时间的缺血性 ST-T 改变有助于确定心绞痛的诊断,也可检出无痛性心肌缺血。

(三)多层螺旋 CT 冠状动脉成像(CTA)

进行冠状动脉二维或三维重建,用于判断冠脉管腔狭窄程度和管壁钙化情况,对判断管壁内斑块分布范围和性质也有一定意义。冠状动脉 CTA 有较高阴性预测价值,若未见狭窄病变,一般可不进行有创检查;但其对狭窄程度的判断仍有一定限度,特别当钙化存在时会显著影响判断。

(四)超声心动图

多数稳定型心绞痛病人静息时超声心动图检查无异常。有陈旧性心肌梗死者或严重心肌缺血者,二维超声心动图可探测到坏死区或缺血区心室壁的运动异常。运动或药物负荷超声心动图检查可以评价负荷状态下的心肌灌注情况。超声心动图还有助于发现其他需与冠脉狭窄导致的心绞痛相鉴别的疾病,如梗阻性肥厚型心肌病、主动脉瓣狭窄等。

(五)放射性核素检查

1. 核素心肌显像及负荷试验

^{201}Tl(铊)随冠状动脉血流很快被正常心肌细胞所摄取。静息时铊显像所示灌注缺损主要见于心肌梗死后瘢痕部位。运动后冠状动脉供血不足时,可见明显的灌注缺损心肌缺血区。近年来有用 ^{99m}Tc-MIBI 取代 ^{201}Tl 作心肌显像,可取得与之相似的良好效果,更便于临床推广应用。

2. 放射性核素心腔造影

应用 ^{99m}Tc 进行体内红细胞标记,可得到心腔内血池显影。通过对心动周期中不同时相的显影图像分析,可测定左心室射血分数及显示心肌缺血区室壁局部运动障碍。

3.正电子发射断层心肌显像(PET)

利用发射正电子的核素示踪剂如^{18}F、^{11}C、^{13}N等进行心肌显像。除可判断心肌的血流灌注情况外,尚可了解心肌的代谢情况。通过对心肌血流灌注和代谢显像匹配分析可准确评估心肌的活力。

(六)有创性检查

1.冠脉造影(CAG)为有创性检查手段,目前仍然是诊断冠心病的"金标准"。选择性冠脉造影是用特殊形状的心导管经桡动脉、股动脉或肱动脉送到主动脉根部,分别插入左、右冠状动脉口,注入少量含碘对比剂,在不同的投射方位下摄影可使左、右冠状动脉及其主要分支得到清楚的显影。可发现狭窄性病变的部位并估计其程度。一般认为管腔直径减少70%~75%或以上会严重影响血供。

2.冠脉内超声显像(IVUS)、冠脉内光学相干断层显像(OCT)、冠脉血流储备分数测定(FFR)以及最新的定量冠脉血流分数(QFR)等也可用于冠心病的诊断并有助于指导介入治疗。

(七)其他检查

胸部X线检查对稳定型心绞痛并无特异的诊断意义。一般情况下都是正常的,但有助于了解其他心肺疾病的情况,如有无心脏增大、充血性心力衰竭等。

【诊断与鉴别诊断】

(一)诊断

根据典型心绞痛的发作特点,结合年龄和存在冠心病危险因素,除外其他原因所致的心绞痛,一般即可建立诊断。心绞痛发作时心电图检查可见ST-T改变,症状消失后心电图ST-T改变亦逐渐恢复,支持心绞痛诊断。未捕捉到发作时心电图者可行心电图负荷试验。冠状动脉CTA有助于无创性评价冠脉管腔狭窄程度及管壁病变性质和分布。冠状动脉造影可以明确冠状动脉病变的严重程度,有助于明确诊断和决定进一步治疗。

加拿大心血管病学会(CCS)把心绞痛严重度分为四级。

Ⅰ级:一般体力活动(如步行和登楼)不受限,仅在强、快或持续用力时发生心绞痛。

Ⅱ级：一般体力活动轻度受限。快步、饭后、寒冷或刮风中、精神应激或醒后数小时内发作心绞痛。一般情况下平地步行 200m 以上或登楼一层以上受限。

Ⅲ级：一般体力活动明显受限，一般情况下平地步行 200m 内或登楼一层引起心绞痛。

Ⅳ级：轻微活动或休息时即可发生心绞痛。

(二) 鉴别诊断

鉴别诊断要考虑下列情况：

1. 急性冠状动脉综合征

不稳定型心绞痛的疼痛部位、性质、发作时心电图改变等与稳定型心绞痛相似，但发作的劳力性诱因不同，常在休息或较轻微活动下即可诱发。1 个月内新发的或明显恶化的劳力性心绞痛也属于不稳定型心绞痛；心肌梗死的疼痛程度更剧烈，持续时间多超过 30 分钟，可长达数小时，可伴有心律失常、心力衰竭或（和）休克，含用硝酸甘油多不能缓解，心电图常有典型的动态演变过程。实验室检查示心肌坏死标志物(肌红蛋白、肌钙蛋白 I 或 T、CK-MB 等)增高；可有白细胞计数增高和红细胞沉降率增快。

2. 其他疾病引起的心绞痛

包括严重的主动脉瓣狭窄或关闭不全、风湿性冠脉炎、梅毒性主动脉炎引起冠脉口狭窄或闭塞、肥厚型心肌病、X 综合征等，要根据其他临床表现来进行鉴别。其中 X 综合征多见于女性，心电图负荷试验常呈阳性，但冠脉造影无狭窄病变且无冠脉痉挛证据，预后良好，被认为是冠脉系统微循环功能不良所致。

3. 肋间神经痛和肋软骨炎

前者疼痛常累及 1~2 个肋间，但并不一定局限在胸前，为刺痛或灼痛，多为持续性而非发作性，咳嗽、用力呼吸和身体转动可使疼痛加剧，沿神经行径处有压痛，手臂上举活动时局部有牵拉疼痛；后者则在肋软骨处有压痛。

4. 心脏神经症

病人常诉胸痛，但为短暂(几秒钟)的刺痛或持久(几小时)的隐痛。病人常喜欢不时地吸一大口气或作叹息性呼吸。胸痛部位多在左胸乳房下心尖部附近或经常变动。症状多于疲劳之后出现，而非疲劳当时。轻度体力活动反觉舒适，有时可耐受较重的体力活动而不发生胸痛或胸闷。含用硝酸甘油无效或在10多分钟后才"见效"。常伴有心悸、疲乏、头晕、失眠及其他神经症的症状。

5. 不典型疼痛

还需与反流性食管炎等食管疾病、膈疝、消化性溃疡、肠道疾病、颈椎病等相鉴别。

【预后】

稳定型心绞痛病人大多数能生存很多年,但有发生急性心肌梗死或猝死的危险。有室性心律失常或传导阻滞者预后较差。合并有糖尿病者预后明显差于无糖尿病者。决定预后的主要因素为冠脉病变累及心肌供血的范围和心功能。左冠脉主干病变最为严重。据国外统计,既往年病死率可高达30%左右,此后依次为3支、2支与单支病变。左前降支病变一般较其他两支冠状动脉病变预后差。左心室造影、超声心动图或核素心室腔显影所示射血分数降低和室壁运动障碍也有预后意义。

【治疗】

治疗主要在于预防新的动脉粥样硬化的发生发展和治疗已存在的动脉粥样硬化病变。稳定型心绞痛的治疗原则是改善冠脉血供和降低心肌耗氧以改善病人症状,提高生活质量,同时治疗冠脉粥样硬化,预防心肌梗死和死亡,延长生存期。

(一)发作时的治疗

1. 休息

发作时立刻休息,一般病人在停止活动后症状即逐渐消失。

2. 药物治疗

较重的发作,可使用作用较快的硝酸酯制剂。舌下含服起效最快,反复发作也可以静脉使用,但要注意耐药可能。硝酸酯类药物除扩张冠脉、降低阻力、增加冠脉循环的血流量外,还通过对周围血管的扩张作用,减少静脉回流心脏的血量,降低心室容量、心腔内压、心排血量和血压,减低心脏前后负荷和心肌的需氧,从而缓解心绞痛。

(1)硝酸甘油:可用0.5mg,置于舌下含化。1~2分钟即开始起作用,约半小时后作用消失。延迟见效或完全无效时提示病人并非患冠心病或为严重的冠心病。

与各种硝酸酯一样,副作用有头痛、面色潮红、心率反射性加快和低血压等。第一次含服硝酸甘油时应注意可能发生直立性低血压。

(2)硝酸异山梨酯:可用 5~10mg,舌下含化。2~5 分钟见效,作用维持 2~3 小时。还有供喷雾吸入用的制剂。

(二)缓解期的治疗

1. 生活方式的调整

宜尽量避免各种诱发因素。清淡饮食,一次进食不应过饱;戒烟限酒;调整日常生活与工作量;减轻精神负担;保持适当的体力活动,但以不致发生疼痛症状为度;一般不需卧床休息。

2. 药物治疗

(1)改善缺血、减轻症状的药物

1)β 受体拮抗剂:能抑制心脏 β 肾上腺素能受体,减慢心率、减弱心肌收缩力、降低血压,从而降低心肌耗氧量以减少心绞痛发作和增加运动耐量。用药后静息心率降至 55~60 次/分,严重心绞痛病人如无心动过缓症状可降至 50 次/分。推荐使用无内在拟交感活性的选择性 β_1 受体拮抗剂。β 受体拮抗剂的使用剂量应个体化,从较小剂量开始,逐级增加剂量,以能缓解症状、心率不低于 50 次/分为宜。临床常用的 β 受体拮抗剂包括美托洛尔普通片(25~100mg,每日 2 次口服)、美托洛尔缓释片(47.5~190mg,每日 1 次口服)和比索洛尔(5~10mg,每日 1 次口服)等。

有严重心动过缓和高度房室传导阻滞、窦房结功能紊乱、有明显的支气管痉挛或支气管哮喘的病人禁用 β 受体拮抗剂。外周血管疾病及严重抑郁是应用 β 受体拮抗剂的相对禁忌证。慢性肺心病的病人可小心使用高度选择性的 β_1 受体拮抗剂。

2)硝酸酯类药:为非内皮依赖性血管扩张剂,能减少心肌需氧和改善心肌灌注,从而减低心绞痛发作的频率和程度。缓解期主要为口服应用,常用的硝酸酯类药物包括二硝酸异山梨酯(普通片 5~20mg,每日 3~4 次口服;缓释片 20~40mg,每日 1~2 次口服)和单硝酸异山梨酯(普通片 20mg,每日 2 次口服;缓释片 40~60mg,每日 1 次口服)等。每天用药时应注意给予足够的无药间期,以减少耐药性的发生。硝酸酯类药物的不良反应包括头痛、面色潮红、心率反射性加快和低血压等。

3)钙通道阻滞剂:本类药物抑制钙离子进入细胞内,也抑制心肌细胞兴奋-收缩偶联中钙离子的作用,从而抑制心肌收缩,减少心肌氧耗;扩张冠脉,解除冠脉痉挛,改善心内膜下心肌的供血;扩张周围血管,降低动脉压,减轻心脏负荷;改善心肌的微循环。常用制剂有:非二氢吡啶类包括维拉帕米(普通片 40～80mg,每日 3 次;缓释片 240mg,每日 1 次)、地尔硫䓬(普通片 30～60mg,每日 3 次;缓释片 90mg,每日 1 次),不建议应用于左室功能不全的病人,与 β 受体阻滞剂联合使用也需要谨慎;二氢吡啶类包括常用的硝苯地平(控释片 30mg,每日 1 次)、氨氯地平(5～10mg,每日 1 次)等,同时有高血压的病人更适合使用。

外周水肿、便秘、心悸、面部潮红是所有钙通道阻滞剂常见的副作用。其他不良反应还包括头痛、头晕、虚弱无力等。地尔硫䓬和维拉帕米能减慢窦房结心率和房室传导,不能应用于已有严重心动过缓、高度房室传导阻滞和病态窦房结综合征的病人。

4)其他药物:主要用于 β 受体阻滞剂或者钙离子拮抗剂有禁忌或者不耐受,或者不能控制症状的情况下:①曲美他嗪(20～60mg,每日 3 次)通过抑制脂肪酸氧化和增加葡萄糖代谢,提高氧利用率而治疗心肌缺血;②尼可地尔(2mg,每日 3 次)是一种钾通道开放剂,与硝酸酯类制剂具有相似药理特性,对稳定型心绞痛治疗有效;③盐酸伊伐布雷定是第一个窦房结 I_f 电流选择特异性抑制剂,其单纯减慢心率的作用可用于治疗稳定型心绞痛;④雷诺嗪抑制心肌细胞晚期钠电流,从而防止钙超载负荷和改善心肌代谢活性,也可用于改善心绞痛症状;⑤中医中药治疗目前以"活血化瘀""芳香温通"和"祛痰通络"法最为常用。

(2)预防心肌梗死,改善预后的药物

1)抗血小板药物

环氧化酶(cycloxygenase,COX)抑制剂:通过抑制 COX 活性而阻断血栓素 A_2(thromboxaneA_2,TXA_2)的合成,达到抗血小板聚集的作用,包括不可逆 COX 抑制剂(阿司匹林)和可逆 COX 抑制剂(吲哚布芬)。阿司匹林是抗血小板治疗的基石,所有病人只要无禁忌都应该使用,最佳剂量范围为 75～150mg/d,其主要不良反应为胃肠道出血或对阿司匹林过敏。吲哚布芬可逆性抑制 COX-1,同时减少血小板因子 3 和 4,减少血小板的聚集,且对前列腺素抑制率低,胃肠反应小,出血风险少,可考虑用于有胃肠道出血或消化道溃疡病史等阿司匹林不耐受病人的替代治疗,维持剂量为 100mg,每日两次。

P_2Y_{12} 受体拮抗剂:通过阻断血小板的 P_2Y_{12} 受体抑制 ADP 诱导的血小板活

化。目前,我国临床上常用的 P_2Y_{12} 受体拮抗剂有氯吡格雷和替格瑞洛。稳定型冠心病病人主要应用氯吡格雷。氯吡格雷是第二代 P_2Y_{12} 受体拮抗剂,为前体药物,需要在肝脏中通过细胞色素 P450(CYP450)酶代谢成为活性代谢物后,不可逆地抑制 P_2Y_{12} 受体,从而抑制血小板的聚集反应。主要用于支架植入以后及阿司匹林有禁忌证的病人,常用维持剂量为每日 75mg。

2)降低 LDL-C 的药物

他汀类药物:为首选降脂药物。他汀类药物能有效降低 TC 和 LDL-C,延缓斑块进展和稳定斑块。所有明确诊断冠心病病人,无论其血脂水平如何,均应给予他汀类药物,并将 LDL-C 降至 1.8mmol/L(70mg/dl)以下水平。临床常用的他汀类药物包括辛伐他汀(20~40mg,每晚 1 次)、阿托伐他汀(10~80mg,每日 1 次)、普伐他汀(20~40mg,每晚 1 次)、氟伐他汀(40~80mg,每晚 1 次)、瑞舒伐他汀(5~20mg,每晚 1 次)等。

他汀类药物的总体安全性很高,但在应用时仍应注意监测转氨酶及肌酸激酶等生化指标,及时发现药物可能引起的肝脏损害和肌病,尤其是在采用大剂量他汀类药物进行强化调脂治疗时,更应注意监测药物的安全性。

其他降低 LDL-C 的药物:包括胆固醇吸收抑制剂依折麦布和前蛋白转化酶枯草溶菌素 9(PCSK9)抑制剂。依折麦布通过选择性抑制小肠胆固醇转运蛋白,有效减少肠道内胆固醇吸收,降低血浆胆固醇水平以及肝脏胆固醇储量。对于单独应用他汀类药物胆固醇水平不能达标或不能耐受较大剂量他汀治疗的病人,可以联合应用依折麦布。PCSK9 抑制剂增加 LDL 受体的再循环,增加 LDL 清除,从而降低 LDL-C 水平。PCSK9 抑制剂的适应证包括杂合子家族性高胆固醇血症或临床动脉粥样硬化性心血管疾病病人,在控制饮食和最大耐受剂量他汀治疗下仍需进一步降低 LDL-C 的病人,其疗效显著,但价格昂贵,且尚未进入中国市场。

3)ACEI 或 ARB:可以使冠心病病人的心血管死亡、非致死性心肌梗死等主要终点事件的相对危险性显著降低。稳定型心绞痛病人合并高血压、糖尿病、心力衰竭或左心室收缩功能不全的高危病人建议使用 ACEI。临床常用的 ACEI 类药物包括卡托普利(12.5~50mg,每日 3 次)、依那普利(5~10mg,每日 2 次)、培哚普利(4~8mg,每日 1 次)、雷米普利(5~10mg,每日 1 次)、贝那普利(10~20mg,每日 1 次)、赖诺普利(10~20mg,每日 1 次)等。不能耐受 ACEI 类药物者可使用 ARB 类药物。

4)β 受体拮抗剂:对于心肌梗死后的稳定型心绞痛病人,β 受体拮抗剂可能可以减少心血管事件的发生。

3. 血管重建治疗

是采用药物保守治疗还是血运重建治疗(包括经皮介入治疗或者旁路移植术),需根据冠脉的病变解剖特征、病人临床特征以及当地医疗中心手术经验等综合判断决定。

(1)经皮冠状动脉介入治疗(PCI):PCI 是指一组经皮介入技术,包括经皮球囊冠状动脉成形术、冠状动脉支架植入术和斑块旋磨术等。自 1977 年首例 PTCA 应用于临床以来,PCI 术成为冠心病治疗的重要手段。以往的临床观察显示,与内科保守疗法相比,PCI 术能使病人的生活质量提高(活动耐量增加),但是心肌梗死的发生和死亡率无显著差异。支架内再狭窄和支架内血栓是影响其疗效的主要因素。随着新技术的出现,尤其是新型药物洗脱支架及新型抗血小板药物的应用,冠状动脉介入治疗的效果也不断提高。在没有临床缺血证据的情况下,可应用 FFR 等技术进行功能评估,FFR<0.75 可以考虑介入治疗。

(2)冠状动脉旁路移植术(coronary artery bypass graft,CABG):CABG 通过取病人自身的大隐静脉作为旁路移植材料,一端吻合在主动脉,另一端吻合在病变冠状动脉段的远端;或游离内乳动脉与病变冠状动脉远端吻合,改善病变冠状动脉分布心肌的血流供应。术后心绞痛症状改善者可达 80%~90%,且 65%~85%的病人生活质量有所提高。这种手术创伤较大,有一定的风险,虽然随手术技能及器械等方面的改进,手术成功率已大大提高。围术期死亡率为 1%~4%,与病人术前冠脉病变、心功能状态及有无其他并发症有关。此外,术后移植的血管还可能闭塞。因此应个体化权衡利弊,慎重选择手术适应证。

PCI 或 CABG 术的选择需要根据冠状动脉病变的情况和病人对开胸手术的耐受程度及病人的意愿等综合考虑。对全身情况能耐受开胸手术者,左主干合并 2 支以上冠脉病变(尤其是病变复杂程度评分,如 SYNTAX 评分较高者),或多支血管病变合并糖尿病者,CABG 应为首选。

【预防】

对稳定型心绞痛除用药物防止心绞痛再次发作外,应从阻止或逆转粥样硬化病情进展,预防心肌梗死等方面综合考虑,以改善预后。

二、隐匿型冠心病

【诊断】

1. 发病特点

没有心绞痛的临床症状,但有心肌缺血的客观证据(心电活动、心肌血流灌注及心肌代谢等异常)的冠心病,称隐匿型冠心病或无症状性冠心病。其心肌缺血的ECG 表现可见于静息时,也可在负荷状态下才出现,常为动态 ECG 记录所发现,也可为各种影像学检查所证实。

2. 临床表现

可分为三种类型:①有心肌缺血的客观证据,但无心绞痛症状;②曾有过 MI 史,现有心肌缺血客观证据,但无症状;③有心肌缺血发作,有时有症状,有时无症状,此类病人居多。应及时发现这类病人,可为其提供及早地治疗,预防危及心肌梗死或死亡发生。

3. 诊断方法

无创性检查是诊断心肌缺血的重要客观依据。需要关注的人群包括有高血压或糖尿病的病人、ASCVD 风险中危以上以及早发 CAD 家族史人群。根据病人危险度采取不同的检查,主要依据静息、动态或负荷试验 ECG 检查,或进一步颈动脉内-中膜厚度(intima media thickness,IMT)、踝肱比或冠脉 CTA 评估冠脉钙化分数,另外放射性核素心肌显像、有创性冠状动脉造影或 IVUS 检查都有重要的诊断价值。目前不主张对中低危病人进行影像学检查,也不主张对所有的无症状人群进行筛查。

【鉴别诊断】

各种器质性心脏病都可引起缺血性 ST-T 的改变,应加以鉴别。包括心肌炎、心肌病、心包疾病、电解质失调、内分泌疾病、药物作用等。

【防治】

对明确诊断的隐匿型冠心病病人应使用药物治疗和预防心肌梗死或死亡,并治疗相关危险因素,其治疗建议基本同慢性稳定型心绞痛。

有 MI 既往史者,即使没有症状,也要建议使用阿司匹林和 β 受体阻滞剂。对于无既往 MI 史、根据无创性检查或冠状动脉造影确诊 CAD 者,阿司匹林治疗可能有益。多项研究在运动试验或动态监测显示存在无症状性缺血的病人中调查了 β 受体阻滞剂的潜在作用,数据总体显示,β 受体阻滞剂有降低并发症率和死亡率的益处,但不是所有研究都得出阳性结果。多项研究显示,确诊 CAD 的无症状者采用降脂治疗可降低不良缺血事件发生率。

因此,在无禁忌证的情况下,无症状的病人应该使用下列药物来预防 MI 和死亡:①有 MI 既往史者应使用阿司匹林;②有 MI 既往史者应使用 β 受体阻滞剂;③确诊 CAD 或 2 型糖尿病者应使用他汀类药物进行降脂治疗;④伴糖尿病和(或)心脏收缩功能障碍的 CAD 病人应使用 ACEI。

对慢性稳定型心绞痛病人血管重建改善预后的建议也适用于隐匿型冠心病,但目前仍缺乏直接证据。

三、缺血性心肌病

缺血性心肌病(ischemic cardiomyopathy,ICM)属于冠心病的一种特殊类型或晚期阶段,是指由冠状动脉粥样硬化引起长期心肌缺血,导致心肌弥漫性纤维化,产生与原发性扩张型心肌病类似的临床表现。其病理生理基础是冠状动脉粥样硬化病变使心肌缺血、缺氧以至心肌细胞减少、坏死、心肌纤维化、心肌瘢痕形成的疾病。

【临床表现】

1.充血型缺血性心肌病

(1)心绞痛:心绞痛是缺血性心肌病病人常见的临床症状之一。多有明确的冠心病病史,并且绝大多数有 1 次以上心肌梗死的病史。但心绞痛并不是心肌缺血病人必备的症状,有些病人也可以仅表现为无症状性心肌缺血,始终无心绞痛或心肌梗死的表现。可是在这类病人中,无症状性心肌缺血持续存在,对心肌的损害也持续存在,直至出现充血型心力衰竭。出现心绞痛的病人心绞痛症状可能随着病情的进展,充血性心力衰竭的逐渐恶化,心绞痛发作逐渐减轻甚至消失,仅表现为胸闷、乏力、眩晕或呼吸困难等症状。

(2)心力衰竭:心力衰竭往往是缺血性心肌病发展到一定阶段必然出现的表现。有些病人在胸痛发作或心肌梗死早期即有心力衰竭表现,有些则在较晚期才出现。这是由于急性或慢性心肌缺血坏死引起心肌舒张和收缩功能障碍所致。常表现为劳力性呼吸困难,严重时可发展为端坐呼吸和夜间阵发性呼吸困难等左心室功能不全表现,伴有疲乏、虚弱症状。心脏听诊第一心音减弱,可闻及舒张中晚期奔马律。两肺底可闻及散在湿啰音。晚期如果合并有右心室功能衰竭,出现食欲缺乏、周围性水肿和右上腹闷胀感等症状。体检可见颈静脉充盈或怒张,心界扩大、肝大、压痛,肝颈静脉回流征阳性。

(3)心律失常:长期、慢性的心肌缺血导致心肌坏死、心肌顿抑、心肌冬眠以及局灶性或弥漫性纤维化直至瘢痕形成,导致心肌电活动障碍,包括冲动的形成、发放及传导均可产生异常。在充血型缺血性心肌病的病程中可以出现各种类型的心律失常,尤以室性期前收缩、心房颤动和束支传导阻滞多见。

(4)血栓和栓塞:心脏腔室内形成血栓和栓塞的病例多见于:①心脏腔室明显扩大者;②心房颤动而未积极抗凝治疗者;③心排血量明显降低者。

2. 限制型缺血性心肌病

尽管绝大多数缺血性心肌病病人表现类似于扩张型心肌病,少数病人的临床表现却主要以左心室舒张功能异常为主,而心肌收缩功能正常或仅轻度异常,类似于限制性心肌病的症状和体征,故被称为限制型缺血性心肌病或者硬心综合征。病人常有劳力性呼吸困难和(或)心绞痛,活动受限,也可反复发生肺水肿。

【诊断】

考虑诊断为缺血性心肌病需满足以下几点:

1. 有明确的心肌坏死或心肌缺血证据

包括:①既往曾发生过心脏事件,如心肌梗死或急性冠脉综合征;②既往有血管重建病史,包括 PCI 或 CABG 术;③虽然没有已知心肌梗死或急性冠脉综合征病史,但临床有或无心绞痛症状,静息状态或负荷状态下存在心肌缺血的客观证据[如 ECG 存在心肌坏死(如 Q 波形成)或心脏超声存在室壁运动减弱或消失征象],冠脉 CTA 或冠脉造影证实存在冠脉显著狭窄。

2. 心脏明显扩大。

3. 心功能不全临床表现和(或)实验室依据。

同时需排除冠心病的某些并发症,如室间隔穿孔、心室壁瘤和乳头肌功能不全所致二尖瓣关闭不全等。除外其他心脏病或其他原因引起的心脏扩大和心衰。

【鉴别诊断】

需鉴别其他引起心脏增大和心力衰竭的病因。包括:心肌病(如特发性扩张型心肌病等)、心肌炎、高血压性心脏病、内分泌病性心脏病。

【防治】

早期预防尤为重要,积极控制冠心病危险因素(如高血压、高脂血症和糖尿病等);改善心肌缺血,预防再次心肌梗死和死亡发生;纠正心律失常(可参考各相关章节)。积极治疗心功能不全(药物和器械治疗原则与慢性心力衰竭的治疗类同,请参阅相关章节)。

对缺血区域有存活心肌者,血运重建术(PCI 或 CABG 术)可显著改善心肌功能。

另外,近年来新的治疗技术如自体骨髓干细胞移植、血管内皮生长因子基因治疗等已试用于临床,为缺血性心肌病治疗带来了新的希望。

第四节 急性冠状动脉综合征

急性冠状动脉综合征(acute coronary syndrome,ACS)是一组由急性心肌缺血引起的临床综合征,主要包括不稳定型心绞痛(unstable angina,UA)、非 ST 段抬高型心肌梗死(non-ST-segment elevation myocardial infarction,NSTEMI)以及 ST 段抬高型心肌梗死(ST-segment elevation myocardial infarction,STEMI)。动脉粥样硬化不稳定斑块破裂或糜烂导致冠状动脉内急性血栓形成,被认为是大多数 ACS 发病的主要病理基础。血小板激活在其发病过程中起着非常重要的作用。

一、不稳定型心绞痛和非 ST 段抬高型心肌梗死

UA/NSTEMI 是由于动脉粥样斑块破裂或糜烂,伴有不同程度的表面血栓形成、血管痉挛及远端血管栓塞所导致的一组临床症状,合称为非 ST 段抬高型急性冠脉综合征(non-ST segment elevation acute coronary syndrome,NSTEACS)。UA/NSTEMI 的病因和临床表现相似但程度不同,主要不同表现在缺血严重程度以及是否导致心肌损害。

UA 没有 STEMI 的特征性心电图动态演变的临床特点,根据临床表现可以分

为以下三种(表4-1)。

表4-1 三种临床表现的不稳定型心绞痛

分类	临床表现
静息型心绞痛(rest angina pectoris)	发作于休息时,持续时间通常>20分钟
初发型心绞痛(new-onset angina pectoris)	通常在首发症状1~2个月内、很轻的体力活动可诱发(程度至少达CCSⅢ级)
恶化型心绞痛(accelerated angina pectoris)	在相对稳定的劳力性心绞痛基础上心绞痛逐渐增强(疼痛更剧烈、时间更长或更频繁,按CCS分级至少增加Ⅰ级水平,程度至少CCSⅢ级)

少部分UA病人心绞痛发作有明显的诱发因素:①心肌氧耗增加:感染、甲状腺功能亢进或心律失常;②冠状动脉血流减少:低血压;③血液携氧能力下降:贫血和低氧血症。以上情况称为继发性UA(secondaryUA)。变异型心绞痛(variant angina pectoris)特征为静息心绞痛,表现为一过性ST段动态改变,是UA的一种特殊类型,其发病机制为冠状动脉痉挛。

【病因和发病机制】

UA/NSTEMI病理机制为不稳定粥样硬化斑块破裂或糜烂基础上血小板聚集、并发血栓形成、冠状动脉痉挛收缩、微血管栓塞导致急性或亚急性心肌供氧的减少和缺血加重。虽然也可因劳力负荷诱发,但劳力负荷中止后胸痛并不能缓解。其中,NSTEMI常因心肌严重的持续性缺血导致心肌坏死,病理上出现灶性或心内膜下心肌坏死。

【临床表现】

1.症状

UA病人胸部不适的性质与典型的稳定型心绞痛相似,通常程度更重,持续时间更长,可达数十分钟,胸痛在休息时也可发生。如下临床表现有助于诊断UA:诱发心绞痛的体力活动阈值突然或持久降低;心绞痛发生频率、严重程度和持续时间增加;出现静息或夜间心绞痛;胸痛放射至新的部位;发作时伴有新的相关症状,如出汗、恶心、呕吐、心悸或呼吸困难。常规休息或舌下含服硝酸甘油只能暂时甚至不能完全缓解症状。但症状不典型者也不少见,尤其是老年女性和糖尿病病人。

2.体征

体检可发现一过性第三心音或第四心音,以及由于二尖瓣反流引起的一过性收缩期杂音,这些非特异性体征也可出现在稳定型心绞痛病人,但详细的体格检查可发现潜在的加重心肌缺血的因素,并成为判断预后非常重要的依据。

【实验室和辅助检查】

1.心电图

心电图不仅可帮助诊断,而且根据其异常的范围和严重程度可提示预后。症状发作时的心电图尤其有意义,与之前心电图对比,可提高诊断价值。大多数病人胸痛发作时有一过性 ST 段(抬高或压低)和 T 波(低平或倒置)改变,其中 ST 段的动态改变(≥0.1mV 的抬高或压低)是严重冠状动脉疾病的表现,可能会发生急性心肌梗死或猝死。不常见的心电图表现为 U 波的倒置。

通常上述心电图动态改变可随着心绞痛的缓解而完全或部分消失。若心电图改变持续 12 小时以上,则提示 NSTEMI 的可能。若病人具有稳定型心绞痛的典型病史或冠心病诊断明确(既往有心肌梗死,冠状动脉造影提示狭窄或非侵入性试验阳性),即使没有心电图改变,也可以根据临床表现做出 UA 的诊断。

2.连续心电监护

一过性急性心肌缺血并不一定表现为胸痛,出现胸痛症状前就可发生心肌缺血。连续的心电监测可发现无症状或心绞痛发作时的 ST 段改变。连续 24 小时心电监测发现 85%~90% 的心肌缺血可不伴有心绞痛症状。

3.冠状动脉造影和其他侵入性检查

冠状动脉造影能提供详细的血管相关信息,可明确诊断、指导治疗并评价预后。在长期稳定型心绞痛基础上出现的 UA 病人常有多支冠状动脉病变,而新发作的静息心绞痛病人可能只有单支冠状动脉病变。在冠状动脉造影正常或无阻塞性病变的 UA 病人中,胸痛可能为冠脉痉挛、冠脉内血栓自发性溶解、微循环灌注障碍所致,其余可能为误诊。

冠脉内超声显像和光学相干断层显像可以准确提供斑块分布、性质、大小和有否斑块破溃及血栓形成等更准确的腔内影像信息。

4.心脏标志物检查

心脏肌钙蛋白(cTn)T 及 I 较传统的 CK 和 CK-MB 更为敏感、更可靠,根据最新的欧洲和美国心肌梗死新定义,在症状发生后 24 小时内,cTn 的峰值超过正常对照值的 99 个百分位需考虑 NSTEMI 的诊断。临床上 UA 的诊断主要依靠临床表现以及发作时心电图 ST-T 的动态改变,如 cTn 阳性意味该病人已发生少量心肌损伤,相比 cTn 阴性的病人其预后较差。

5.其他检查

胸部 X 线、心脏超声和放射性核素检查的结果与稳定型心绞痛病人的结果相似,但阳性发现率会更高。

【诊断与鉴别诊断】

根据典型的心绞痛症状、典型的缺血性心电图改变(新发或一过性 ST 段压低 ≥0.1mV,或 T 波倒置≥0.2mV)以及心肌损伤标志物(cTnT、cTnI 或 CK-MB)测定,可以做出 UA/NSTEMI 诊断。诊断未明确的不典型病人而病情稳定者,可以在出院前作负荷心电图或负荷超声心动图、核素心肌灌注显像、冠状动脉造影等检查。冠状动脉造影仍是诊断冠心病的重要方法,可以直接显示冠状动脉狭窄程度,对决定治疗策略有重要意义。尽管 UA/NSTEMI 的发病机制类似急性 STEMI,但两者的治疗原则有所不同,因此需要鉴别诊断,见本节"STEMI"部分。与其他疾病的鉴别诊断参见"稳定型心绞痛"部分。

【危险分层】

UA/NSTEMI 病人临床表现严重程度不一,主要是由于基础的冠状动脉粥样病变的严重程度和病变累及范围不同,同时形成急性血栓(进展至 STEMI)的危险性不同。为选择个体化的治疗方案,必须尽早进行危险分层。GRACE 风险模型纳入了年龄、充血性心力衰竭史、心肌梗死史、静息时心率、收缩压、血清肌酐、心电图 ST 段偏离、心肌损伤标志物升高以及是否行血运重建等参数,可用于 UA/NSTEMI 的风险评估。

【治疗】

(一)治疗原则

UA/NSTEMI 是具有潜在危险的严重疾病,其治疗主要有两个目的:即刻缓解缺血和预防严重不良反应后果即死亡或心肌梗死或再梗死。其治疗包括抗缺血治疗、抗血栓治疗和根据危险度分层进行有创治疗。

对可疑 UA 者的第一步关键性治疗就是在急诊室做出恰当的检查评估,按轻重缓急送至适当的部门治疗,并立即开始抗栓和抗心肌缺血治疗;心电图和心肌标志物正常的低危病人在急诊经过一段时间治疗观察后可进行运动试验,若运动试验结果阴性,可以考虑出院继续药物治疗,反之大部分 UA 病人应入院治疗。对于进行性缺血且对初始药物治疗反应差的病人,以及血流动力学不稳定的病人,均应入心脏监护室(CCU)加强监测和治疗。

(二)一般治疗

病人应立即卧床休息,消除紧张情绪和顾虑,保持环境安静,可以应用小剂量的镇静剂和抗焦虑药物,约半数病人通过上述处理可减轻或缓解心绞痛。对于有发绀、呼吸困难或其他高危表现病人,给予吸氧,监测血氧饱和度(SaO_2),维持$SaO_2 > 90\%$。同时积极处理可能引起心肌耗氧量增加的疾病,如感染、发热、甲状腺功能亢进、贫血、低血压、心力衰竭、低氧血症、肺部感染和快速型心律失常(增加心肌耗氧量)和严重的缓慢型心律失常(减少心肌灌注)。

(三)药物治疗

1.抗心肌缺血药物

主要目的是减少心肌耗氧量(减慢心率或减弱左心室收缩力)或扩张冠状动脉,缓解心绞痛发作。

(1)硝酸酯类药物:硝酸酯类药物扩张静脉,降低心脏前负荷,并降低左心室舒张末压、降低心肌耗氧量,改善左心室局部和整体功能。此外,硝酸酯类药物可扩张冠状动脉,缓解心肌缺血。心绞痛发作时,可舌下含服硝酸甘油,每次 0.5mg,必要时每间隔 3~5 分钟可以连用 3 次,若仍无效,可静脉应用硝酸甘油或硝酸异山梨酯。静脉应用硝酸甘油以 5~10μg/min 开始,持续滴注,每 5~10 分钟增加 10μg/min,直至症状缓解或出现明显副作用(头痛或低血压,收缩压低于 90mmHg 或相比用药前平均动脉压下降 30mmHg),200μg/min 为一般最大推荐剂量。目前建议静脉应用硝酸甘油,在症状消失 12~24 小时后改用口服制剂。在持续静脉应用硝酸甘油 24~48 小时内可出现药物耐受。常用的口服硝酸酯类药物包括硝酸异山梨酯和 5-单硝酸异山梨酯。

(2)β 受体拮抗剂:主要作用于心肌的 $β_1$ 受体而降低心肌耗氧量,减少心肌缺血反复发作,减少心肌梗死的发生,对改善近、远期预后均有重要作用。应尽早用于所有无禁忌证的 UA/NSTEMI 病人。少数高危病人,可先静脉使用,后改口服;中度或低度危险病人主张直接口服。

建议选择具有心脏 β_1 受体选择性的药物如美托洛尔和比索洛尔。艾司洛尔是一种快速作用的 β 受体拮抗剂,可以静脉使用,安全而有效,甚至可用于左心功能减退的病人,药物作用在停药后 20 分钟内消失。口服 β 受体拮抗剂的剂量应个体化,可调整到病人安静时心率 50~60 次/分。在已服用 β 受体拮抗剂仍发生 UA 的病人,除非存在禁忌证,否则无须停药。

(3)钙通道阻滞剂:可有效减轻心绞痛症状,可作为治疗持续性心肌缺血的次选药物。足量 β 受体拮抗剂与硝酸酯类药物治疗后仍不能控制缺血症状的病人可口服长效钙通道阻滞剂。对于血管痉挛性心绞痛的病人,可作为首选药物。

2. 抗血小板治疗

(1)COX 抑制剂:参见"稳定型心绞痛"部分。阿司匹林是抗血小板治疗的基石,如无禁忌证,无论采用何种治疗策略,所有病人均应口服阿司匹林,负荷量 150~300mg(未服用过阿司匹林的病人),维持剂量为每日 75~100mg,长期服用。对于阿司匹林不耐受病人,可考虑使用吲哚布芬替代。

(2)P_2Y_{12} 受体拮抗剂:参见"稳定型心绞痛"部分。除非有极高出血风险等禁忌证,UA/NSTEMI 病人均建议在阿司匹林基础上,联合应用一种 P_2Y_{12} 受体抑制剂,并维持至少 12 个月。氯吡格雷负荷量为 300~600mg,维持剂量每日 75mg,副作用小,作用快,已代替噻氯吡啶或用于不能耐受阿司匹林的病人作为长期使用,以及植入支架术后和阿司匹林联用。替格瑞洛可逆性抑制 P_2Y_{12} 受体,起效更快,作用更强,可用于所有 UA/NSTEMI 的治疗,首次 180mg 负荷量,维持剂量 90mg,2次/日。

(3)血小板糖蛋白 IIb/IIIa(GP IIb/IIIa)受体拮抗剂(GPI):激活的血小板通过 GP IIb/IIIa 受体与纤维蛋白原结合,导致血小板血栓的形成,这是血小板聚集的最后、唯一途径。阿昔单抗为直接抑制 GP IIb/IIIa 受体的单克隆抗体,能有效地与血小板表面的 GP IIb/IIIa 受体结合,从而抑制血小板的聚集。合成的该类药物还包括替罗非班和依替非巴肽,而替罗非班为目前国内 GP IIb/IIIa 受体拮抗剂的唯一选择,和阿昔单抗相比,小分子的替罗非班具有更好的安全性。目前各指南均推荐 GPI 可应用于接受 PCI 的 UA/NSTEMI 病人和选用保守治疗策略的中高危 UA/NSTEMI 病人,不建议常规术前使用 GPI。

（4）环核苷酸磷酸二酯酶抑制剂：主要包括西洛他唑和双嘧达莫。西洛他唑除有抗血小板聚集和舒张外周血管作用外，还具有抗平滑肌细胞增生，改善内皮细胞功能等作用，但在预防 PCI 术后急性并发症的研究证据均不充分，所以仅作为阿司匹林不耐受病人的替代药物。双嘧达莫可引起"冠状动脉窃血"，加重心肌缺血，目前不推荐使用。

3. 抗凝治疗

除非有禁忌，所有病人均应在抗血小板治疗基础上常规接受抗凝治疗，根据治疗策略以及缺血、出血事件风险选择不同药物。常用的抗凝药包括普通肝素、低分子量肝素、磺达肝癸钠和比伐卢定。

（1）普通肝素：肝素的推荐用量是静脉注射 80 ~ 85U/kg 后，以 15 ~ 18U/（kg·h）的速度静脉滴注维持，治疗过程中在开始用药或调整剂量后 6 小时需监测激活部分凝血酶时间（APTT），调整肝素用量，一般使 APTT 控制在 50 ~ 70 秒。静脉应用肝素 2 ~ 5 天为宜，后可改为皮下注射肝素 5000 ~ 7500U，每日 2 次，再治疗 1 ~ 2 天。肝素对富含血小板的白色血栓作用较小，并且作用可由于肝素与血浆蛋白结合而受影响。未口服阿司匹林的病人停用肝素后可能发生缺血症状的反跳，这是因为停用肝素后引发继发性凝血酶活性的增高，逐渐停用肝素可能会减少上述现象。由于存在发生肝素诱导的血小板减少症的可能，在肝素使用过程中需监测血小板。

（2）低分子量肝素：与普通肝素相比，低分子量肝素在降低心脏事件发生方面有更优或相等的疗效。低分子量肝素具有强烈的抗 Xa 因子及 Ⅱa 因子活性的作用，并且可以根据体重和肾功能调节剂量，皮下应用不需要实验室监测，故具有疗效更肯定、使用更方便的优点，并且肝素诱导血小板减少症的发生率更低。常用药物包括依诺肝素、达肝素和那曲肝素等。

（3）磺达肝癸钠：是选择性 Xa 因子间接抑制剂。其用于 UA/NSTEMI 的抗凝治疗不仅能有效减少心血管事件，而且大大降低出血风险。皮下注射 2.5mg，每日一次，采用保守策略的病人尤其在出血风险增加时作为抗凝药物的首选。对需行 PCI 的病人，术中需要追加普通肝素抗凝。

（4）比伐卢定：是直接抗凝血酶制剂，其有效成分为水蛭素衍生物片段，通过直接并特异性抑制 Ⅱa 因子活性，能使活化凝血时间明显延长而发挥抗凝作用，可预防接触性血栓形成，作用可逆而短暂，出血事件的发生率降低。主要用于 UA/NSTEMI 病人 PCI 术中的抗凝，与普通肝素加血小板 GP Ⅱb/Ⅲa 受体拮抗剂相比，出血发生率明显降低。先静脉推注 0.75mg/kg,再静脉滴注 1.75mg/(kg·h),维持至术后 3~4 小时。

4.调脂治疗

他汀类药物在急性期应用可促使内皮细胞释放一氧化氮,有类硝酸酯的作用,远期有抗炎症和稳定斑块的作用,能降低冠状动脉疾病的死亡和心肌梗死发生率。无论基线血脂水平,UA/NSTEMI 病人均应尽早(24 小时内)开始使用他汀类药物。LDL-C 的目标值为<70mg/dl。少部分病人会出现肝酶和肌酶(CK、CK-MM)升高等副作用。

5. ACEI 或 ARB

对 UA/NSTEMI 病人,长期应用 ACEI 能降低心血管事件发生率,如果不存在低血压(收缩压<100mmHg 或较基线下降 30mmHg 以上)或其他已知的禁忌证(如肾衰竭、双侧肾动脉狭窄和已知的过敏),应该在 24 小时内给予口服 ACEI,不能耐受 ACEI 者可用 ARB 替代。

(四)冠状动脉血运重建术

冠状动脉血运重建术包括 PCI 和 CABG。

1.经皮冠状动脉介入治疗

随着 PCI 技术的迅速发展,PCI 成为 UA/NSTEMI 病人血运重建的主要方式。药物洗脱支架(drug eluting stent,DES)的应用进一步改善 PCI 的远期疗效,拓宽了 PCI 的应用范围。根据 NSTE-ACS 心血管事件危险的紧迫程度以及相关并发症的严重程度,选择不同的侵入治疗策略。对于出现以下任意一条极高危标准的病人推荐紧急侵入治疗策略(<24 小时),包括心肌梗死相关的肌钙蛋白上升或下降、ST 段或 T 波的动态改变(有或无症状)以及 GRACE 评分>140 分;对于出现以下任意一条中危标准的病人推荐侵入治疗策略(<72 小时),包括糖尿病、肾功能不全[eGFR<60ml/(min·1.73m²)]、LVEF<40%或充血性心力衰竭、早期心梗后心绞痛、PCI 史、CABG 史、GRACE 评分>109 但是<140 等;对于无上述危险标准和症状无反复发作的病人,建议在决定有创评估之前先行无创检查(首选影像学检查)寻找缺血证据。

2.冠状动脉旁路移植术

选择何种血运重建策略主要根据临床因素、术者经验和基础冠心病的严重程度。冠状动脉旁路移植术最大的受益者是病变严重、有多支血管病变的症状严重和左心室功能不全的病人。

（五）预后和二级预防

UA/NESTEMI 的急性期一般在 2 个月左右,在此期间发生心肌梗死或死亡的风险最高。尽管住院期间的死亡率低于 STEMI,但其长期的心血管事件发生率与 STEMI 接近,因此出院后要坚持长期药物治疗,控制缺血症状、降低心肌梗死和死亡的发生,包括服用双联抗血小板药物至少 12 个月,其他药物包括他汀类药物 β 受体拮抗剂和 ACEI/ARB,严格控制危险因素,进行有计划及适当的运动锻炼。根据住院期间的各种事件、治疗效果和耐受性,予以个体化治疗。所谓 ABCDE 方案对于指导二级预防有帮助:①抗血小板、抗心绞痛治疗和 ACEI;②β 受体拮抗剂预防心律失常、减轻心脏负荷等,控制血压;③控制血脂和戒烟;④控制饮食和糖尿病治疗;⑤健康教育和运动。

二、急性 ST 段抬高型心肌梗死

STEMI 是指急性心肌缺血性坏死,大多是在冠脉病变的基础上,发生冠脉血供急剧减少或中断,使相应的心肌严重而持久地急性缺血所致。通常原因为在冠脉不稳定斑块破裂、糜烂基础上继发血栓形成导致冠状动脉血管持续、完全闭塞。

本病既往在欧美常见,美国 35~84 岁人群中年发病率男性为 71%,女性为 22%,每年约有 150 万人发生急性心肌梗死(acute myocardial infarction,AMI),45 万人发生再次心肌梗死。根据中国心血管病报告的数据,AMI 发病率在不断增高,死亡率整体呈上升趋势。

【病因和发病机制】

STEMI 的基本病因是冠脉粥样硬化基础上一支或多支血管管腔急性闭塞,若持续时间达到 20~30 分钟或以上,即可发生 AMI。大量的研究已证明,绝大多数 STEMI 是由于不稳定的粥样斑块溃破,继而出血和管腔内血栓形成,而使管腔闭塞。

促使斑块破裂出血及血栓形成的诱因有:

1.晨起 6 时至 12 时交感神经活动增加,机体应激反应性增强,心肌收缩力、心率、血压增高,冠状动脉张力增高。

2.在饱餐特别是进食多量脂肪后,血脂增高,血黏稠度增高。

3.重体力活动、情绪过分激动、血压剧升或用力排便时,致左心室负荷明显加重。

4.休克、脱水、出血、外科手术或严重心律失常,致心排血量骤降,冠状动脉灌注量锐减。

STEMI 可发生在频发心绞痛的病人,也可发生在原来从无症状者中。STEMI 后发生的严重心律失常、休克或心力衰竭,均可使冠状动脉灌流量进一步降低,心肌坏死范围扩大。

近来研究显示,14%的 STEMI 病人行冠脉造影未见明显阻塞,被称之为冠状动脉非阻塞性心肌梗死(myocardial infarction with non-obstructive coronary arteries,MI-NOCA),在最新指南中越来越受到重视,原因包括斑块破裂或斑块侵蚀,冠脉痉挛,冠脉血栓栓塞,自发性冠脉夹层,Takotsubo 心肌病(应激性心肌病)以及其他类型的 2 型急性心肌梗死(包括贫血、心动过速、呼吸衰竭、低血压、休克、伴或不伴左室肥厚的重度高血压、严重主动脉瓣疾病、心衰、心肌病以及药物毒素损伤等),这部分病人治疗策略与阻塞性冠脉疾病不同,应早期发现并根据不同病因给予个体化治疗。

【病理】

(一)冠状动脉病变

绝大多数 STEMI 病人冠脉内可见在粥样斑块的基础上有血栓形成,使管腔闭塞,但是由冠脉痉挛引起管腔闭塞者中,个别可无严重粥样硬化病变。此外,梗死的发生与原来冠脉受粥样硬化病变累及的血管数及其所造成管腔狭窄程度之间未必呈平行关系。

1.左前降支闭塞,引起左心室前壁、心尖部、下侧壁、前间隔和二尖瓣前乳头肌梗死。

2.右冠状动脉闭塞,引起左心室膈面(右冠状动脉占优势时)、后间隔和右心室梗死,并可累及窦房结和房室结。

3.左回旋支闭塞,引起左心室高侧壁、膈面(左冠状动脉占优势时)和左心房梗死,可能累及房室结。

4.左主干闭塞,引起左心室广泛梗死。

右心室和左、右心房梗死较少见。

（二）心肌病变

冠脉闭塞后 20~30 分钟,受其供血的心肌即有少数坏死,开始了 AMI 的病理过程。1~2 小时之间绝大部分心肌呈凝固性坏死,心肌间质充血、水肿,伴多量炎症细胞浸润。以后,坏死的心肌纤维逐渐溶解,形成肌溶灶,随后渐有肉芽组织形成。

继发性病理变化有:在心腔内压力的作用下,坏死心壁向外膨出,可产生心脏破裂(心室游离壁破裂、心室间隔穿孔或乳头肌断裂)或逐渐形成心室壁瘤。坏死组织 1~2 周后开始吸收,并逐渐纤维化,在 6~8 周形成瘢痕愈合,称为陈旧性心肌梗死。

【病理生理】

主要出现左心室舒张和收缩功能障碍的一些血流动力学变化,其严重度和持续时间取决于梗死的部位、程度和范围。心脏收缩力减弱、顺应性减低、心肌收缩不协调,左心室压力曲线最大上升速度(dp/dt)减低,左心室舒张末期压增高、舒张和收缩末期容量增多。射血分数减低,心搏量和心排血量下降,心率增快或有心律失常,血压下降。病情严重者,动脉血氧含量降低。急性大面积心肌梗死者,可发生泵衰竭心源性休克或急性肺水肿。右心室梗死在 MI 病人中少见,其主要病理生理改变是急性右心衰竭的血流动力学变化,右心房压力增高,高于左心室舒张末期压,心排血量减低,血压下降。

心室重塑作为 MI 的后续改变,包括左心室体积增大、形状改变及梗死节段心肌变薄和非梗死节段心肌增厚,对心室的收缩效应及电活动均有持续不断的影响,在 MI 急性期后的治疗中要注意对心室重塑的干预。

【临床表现】

与梗死的面积大小、部位、冠状动脉侧支循环情况密切相关。

（一）先兆

50%~81.2%的病人在发病前数日有乏力,胸部不适,活动时心悸、气急、烦躁、心绞痛等前驱症状其中以新发生心绞痛(初发型心绞痛)或原有心绞痛加重(恶化型心绞痛)为最突出。心绞痛发作较以往频繁、程度较剧、持续较久、硝酸甘油疗效差、诱发因素不明显。同时心电图示 ST 段一过性明显抬高(变异型心绞痛)或压低,T 波倒置或增高("假性正常化"),即前述 UA 情况。如及时住院处理,可使部分病人避免发生 MI。

(二)症状

1. 疼痛

是最先出现的症状,多发生于清晨,疼痛部位和性质与心绞痛相同,但诱因多不明显,且常发生于安静时,程度较重,持续时间较长,可达数小时或更长,休息和含用硝酸甘油片多不能缓解。病人常烦躁不安、出汗、恐惧、胸闷或有濒死感。少数病人无疼痛,一开始即表现为休克或急性心力衰竭。部分病人疼痛位于上腹部,被误认为胃穿孔、急性胰腺炎等急腹症;部分病人疼痛放射至下颌、颈部、背部上方,被误认为牙痛或骨关节痛。

2. 全身症状

有发热、心动过速、白细胞计数增高和红细胞沉降率增快等,由坏死物质被吸收所引起。一般在疼痛发生后 24~48 小时出现,程度与梗死范围常呈正相关,体温一般在 38℃左右,很少达到 39℃,持续约一周。

3. 胃肠道症状

疼痛剧烈时常伴有频繁的恶心、呕吐和上腹胀痛,与迷走神经受坏死心肌刺激和心排血量降低、组织灌注不足等有关。肠胀气亦不少见。重症者可发生呃逆。

4. 心律失常

见于 75%~95%的病人,多发生在起病 1~2 天,而以 24 小时内最多见,可伴乏力、头晕、晕厥等症状。各种心律失常中以室性心律失常最多,尤其是室性期前收缩,如室性期前收缩频发(每分钟 5 次以上),成对出现或呈短阵室性心动过速,多源性或落在前一心搏的易损期时(R-on-T),常为心室颤动的先兆。室颤是 STEMI 早期,特别是入院前主要的死因。房室传导阻滞和束支传导阻滞也较多见,室上性心律失常则较少,多发生在心力衰竭者中。前壁 MI 如发生房室传导阻滞表明梗死范围广泛,情况严重。

5. 低血压和休克

疼痛期中血压下降常见,未必是休克。如疼痛缓解而收缩压仍低于 80mmHg,有烦躁不安、面色苍白、皮肤湿冷、脉细而快、大汗淋漓、尿量减少(<20ml/h)、神志

迟钝甚至晕厥者,则为休克表现。休克多在起病后数小时至数日内发生,见于约20%的病人,主要是心源性,为心肌广泛(40%以上)坏死,心排血量急剧下降所致,神经反射引起的周围血管扩张属次要,有些病人尚有血容量不足的因素参与。

6.心力衰竭

主要是急性左心衰竭,可在起病最初几天内发生,或在疼痛、休克好转阶段出现,为梗死后心脏舒缩力显著减弱或不协调所致,发生率约为32%~48%。出现呼吸困难、咳嗽、发绀、烦躁等症状,严重者可发生肺水肿,随后可有颈静脉怒张、肝大、水肿等右心衰竭表现。右心室 MI 者可一开始即出现右心衰竭表现,伴血压下降。

根据有无心力衰竭表现及其相应的血流动力学改变严重程度,AMI 引起的心力衰竭按 Killip 分级法可分为:

Ⅰ级:尚无明显心力衰竭;

Ⅱ级:有左心衰竭,肺部啰音<50%肺野;

Ⅲ级:有急性肺水肿,全肺大、小、干、湿啰音;

Ⅳ级:有心源性休克等不同程度或阶段的血流动力学变化。

STEMI 时,重度左心室衰竭或肺水肿与心源性休克同样是左心室排血功能障碍所引起,两者可以不同程度合并存在,常统称为心脏泵功能衰竭,或泵衰竭。在血流动力学上,肺水肿是以左心室舒张末期压及左心房与肺毛细血管压力的增高为主,而休克则以心排血量和动脉压的降低更为突出。心源性休克是较左心室衰竭程度更重的泵衰竭,一定水平的左心室充盈后,心排血指数比左心室衰竭时更低,亦即心排血指数与充盈压之间关系的曲线更为平坦而下移。

Forrester 等对上述血流动力学分级做了调整,并与临床进行对照,分为如下四类:

Ⅰ类:无肺淤血和周围灌注不足;肺毛细血管楔压(PCWP)和心排血指数(CI)正常。

Ⅱ类:单有肺淤血;PCWP 增高(>18mmHg),CI 正常[>2.2L/(min·m²)]。

Ⅲ类:单有周围灌注不足;PCWP 正常(<18mmHg),CI 降低[<2.2L/(min·m²)],主要与血容量不足或心动过缓有关。

Ⅳ类:合并有肺淤血和周围灌注不足;PCWP 增高(>18mmHg),CI 降低[<2.2L/(min·m²)]。

在以上两种分级及分类中,都是第四类最为严重。

（三）体征

1. 心脏体征

心脏浊音界可正常也可轻度至中度增大。心率多增快，少数也可减慢。心尖区第一心音减弱，可出现第四心音（心房性）奔马律，少数有第三心音（心室性）奔马律。10%~20%病人在起病第2~3天出现心包摩擦音，为反应性纤维性心包炎所致。心尖区可出现粗糙的收缩期杂音或伴收缩中晚期喀喇音，为二尖瓣乳头肌功能失调或断裂所致，室间隔穿孔时可在胸骨左缘3~4肋间新出现粗糙的收缩期杂音伴有震颤。可有各种心律失常。

2. 血压

除极早期血压可增高外，几乎所有病人都有血压降低。起病前有高血压者，血压可降至正常，且可能不再恢复到起病前的水平。

3. 其他

可有与心律失常、休克或心力衰竭相关的其他体征。

【实验室和其他检查】

（一）心电图

心电图常有进行性的改变。对MI的诊断、定位、定范围、估计病情演变和预后都有帮助。

1. 特征性改变

STEMI心电图表现特点为：

（1）ST段抬高呈弓背向上型，在面向坏死区周围心肌损伤区的导联上出现。

（2）宽而深的Q波（病理性Q波），在面向透壁心肌坏死区的导联上出现。

（3）T波倒置，在面向损伤区周围心肌缺血区的导联上出现。

在背向MI区的导联则出现相反的改变，即R波增高、ST段压低和T波直立并增高。

2. 动态性改变

ST段抬高性ML

（1）起病数小时内，可尚无异常或出现异常高大两肢不对称的T波，为超急性期改变。

（2）数小时后，ST 段明显抬高，弓背向上，与直立的 T 波连接，形成单相曲线。数小时~2 日内出现病理性 Q 波，同时 R 波减低，是为急性期改变。Q 波在 3~4 天内稳定不变，以后 70%~80% 永久存在。

（3）在早期如不进行治疗干预，ST 段抬高持续数日至两周左右，逐渐回到基线水平，T 波则变为平坦或倒置，是为亚急性期改变。

（4）数周至数个月后，T 波呈 V 形倒置，两肢对称，波谷尖锐，是为慢性期改变。T 波倒置可永久存在，也可在数个月至数年内逐渐恢复。

1. 定位和定范围

STEMI 的定位和定范围可根据出现特征性改变的导联数来判断（表 4-2）。

表 4-2　ST 段抬离性心肌梗死的心电图定位诊断

导联	前间隔	局限前臂	前侧臂	广泛前臂	下臂	下间臂	下侧臂	高侧臂	正后臂
V_1	+			+		+			
V_2	+			+		+			
V_3	+	+		+		+			
V_4		+		+					
V_5		+	+	+			+		
V_6			+				+		
V_7			+					+	+
V_8									+
aVR									
aVL		±	+	±	-	-	-	+	
aVF					+	+	+	-	
I		±	+	±	-	-		+	
II					+	+			
III					+	+			

①即膈面。右心室 MI 不易从心电图得到诊断，但 CR_{4R}（负极置于右上肢前臂，正极置于 V_4 部位）或 V_{4R} 导联的 ST 段抬高，可作为下壁 MI 扩展到右心室的参考指标；②在 V_5、V_6、V_7 导联高 1~2 肋处可能有改变；③在 V_1、V_2、V_3 导联 R 波增高。同理，在前侧壁梗死时，V_1、V_2 导联 R 波也增高

注："+"为正面改变，表示典型 ST 段抬高、Q 波及 T 波变化；"-"为反面改变，表示 QRS 主波向上，ST 段压低及与"+"部位的 T 波方向相反的 T 波；"±"为可能有正面改变

（二）放射性核素检查

正电子发射计算机断层扫描（PET）可观察心肌的代谢变化，是目前唯一能直接评价心肌存活性的影响技术。单光子发射计算机断层显像（SPECT）进行 ECG 门控的心血池显像，可用于评估室壁运动、室壁厚度和整体功能。

（三）超声心动图

二维和 M 型超声心动图也有助于了解心室壁的运动和左心室功能，诊断室壁瘤和乳头肌功能失调，检测心包积液及室间隔穿孔等并发症。

（四）实验室检查

1. 起病 24~48 小时后白细胞可增至（10~20）×10^9/L，中性粒细胞增多，嗜酸性粒细胞减少或消失；红细胞沉降率增快；C 反应蛋白（CRP）增高，均可持续 1~3 周。起病数小时至 2 日内血中游离脂肪酸增高。

2. 血清心肌坏死标志物：心肌损伤标志物增高水平与心肌坏死范围及预后明显相关。

①肌红蛋白起病后 2 小时内升高，12 小时内达高峰；24~48 小时内恢复正常。②肌钙蛋白 I（cTnI）或 T（cTnT）起病 3~4 小时后升高，cTnI 于 11~24 小时达高峰，7~10 天降至正常，cTnT 于 24~48 小时达高峰，10~14 天降至正常。这些心肌结构蛋白含量的增高是诊断 MI 的敏感指标。③肌酸激酶同工酶 CK-MB 升高，在起病后 4 小时内增高，16~24 小时达高峰，3~4 天恢复正常，其增高的程度能较准确地反映梗死的范围，其高峰出现时间是否提前有助于判断溶栓治疗是否成功。

对心肌坏死标志物的测定应进行综合评价，如肌红蛋白在 AMI 后出现最早，也十分敏感，但特异性不很强；cTnT 和 cTnI 出现稍延迟，而特异性很高，在症状出现后 6 小时内测定为阴性则 6 小时后应再复查，其缺点是持续时间可长达 10~14 天，对在此期间判断是否有新的梗死不利。CK-MB 虽不如 cTnT、cTnI 敏感，但对早期（<4 小时）AMI 的诊断有较重要价值。

以往沿用多年的 AMI 心肌酶测定，包括肌酸激酶（CK）、天冬氨酸氨基转移酶（AST）以及乳酸脱氢酶（LDH），其特异性及敏感性均远不如上述心肌坏死标志物，已不再用于诊断 AMI。

【诊断与鉴别诊断】

根据典型的临床表现，特征性的心电图改变以及实验室检查发现，诊断本病并不困难。对老年病人,突然发生严重心律失常、休克、心力衰竭而原因未明,或突然发生较重而持久的胸闷或胸痛者,都应考虑本病的可能。宜先按 AMI 来处理,并短期内进行心电图、血清心肌坏死标志物测定等的动态观察以确定诊断。

鉴别诊断要考虑以下一些疾病。

1. 心绞痛

鉴别要点列于表4-3。

表4-3　心绞痛和急性心肌梗死的鉴别诊断要点

鉴别诊断项目	心绞痛	急性心肌梗死
疼痛		
1.部位	中下段胸骨后	相同,但可在较低位置或上腹部
2.性质	压榨性或窒息性	相似,但程度更剧烈
3.诱因	劳力、情绪激动、受寒、饱食等	不常有
4.时限	短,1~5分钟或15分钟以内	长,数小时或1~2天
5.频率	频繁	发作不频繁
6.硝酸甘油疗效	显著缓解	作用较差或无效
气喘或肺水肿	极少	可有
血压	升高或无显著改变	可降低,甚至发生休克
心包摩擦音	无	可有
坏死物质吸收的表现		
1.发热	无	常有
2.血白细胞增加 (嗜酸性粒细胞减少)	无	常有
3.血沉增快	无	常有
4.血清心肌坏死标志物升高	无	有
心电图变化	无变化或暂时性 ST 段和 T 波变化	有特征性和动态性变化

2. 主动脉夹层

胸痛一开始即达高峰,常放射到背、肋、腹、腰和下肢,两上肢的血压和脉搏可有明显差别,可有主动脉瓣关闭不全的表现,偶有意识模糊和偏瘫等神经系统受损症状,但无血清心肌坏死标志物升高。二维超声心动图检查、X 线、胸主动脉 CTA或 MRA 有助于诊断。

3.急性肺动脉栓塞

可发生胸痛、咯血、呼吸困难和休克。但有右心负荷急剧增加的表现如发绀、肺动脉瓣区第二心音亢进、颈静脉充盈、肝大、下肢水肿等。心电图示 I 导联 S 波加深,Ⅲ导联 Q 波显著,T 波倒置,胸导联过渡区左移,右胸导联 T 波倒置等改变,可资鉴别。常有低氧血症,核素肺通气-灌注扫描异常,肺动脉 CTA 可检出肺动脉大分支血管的栓塞。AMI 和急性肺动脉栓塞时 D-二聚体均可升高,鉴别诊断价值不大。

4.急腹症

急性胰腺炎、消化性溃疡穿孔、急性胆囊炎、胆石症等,均有上腹部疼痛,可能伴休克。仔细询问病史、体格检查、心电图检查、血清心肌酶和肌钙蛋白测定可协助鉴别。

5.急性心包炎

尤其是急性非特异性心包炎可有较剧烈而持久的心前区疼痛。但心包炎的疼痛与发热同时出现,呼吸和咳嗽时加重,早期即有心包摩擦音,后者和疼痛在心包腔出现渗液时均消失;全身症状一般不如 MI 严重;心电图除 aVR 外,其余导联均有 ST 段弓背向下的抬高,T 波倒置,无异常 Q 波出现。

【并发症】

1.乳头肌功能失调或断裂

总发生率可高达 50%。二尖瓣乳头肌因缺血、坏死等使收缩功能发生障碍,造成不同程度的二尖瓣脱垂并关闭不全,心尖区出现收缩中晚期喀喇音和吹风样收缩期杂音,第一心音可不减弱,可引起心力衰竭。轻症者可以恢复,其杂音可消失。乳头肌整体断裂极少见,多发生在二尖瓣后乳头肌,见于下壁 MI,心力衰竭明显,可迅速发生肺水肿在数日内死亡。

2.心脏破裂

少见,常在起病 1 周内出现,多为心室游离壁破裂,造成心包积血引起急性心脏压塞而猝死。偶为心室间隔破裂造成穿孔,在胸骨左缘第3~4肋间出现响亮的收缩期杂音,常伴有震颤,可引起心力衰竭和休克而在数日内死亡。心脏破裂也可为亚急性,病人能存活数个月。

3. 栓塞

发生率1%~6%,见于起病后1~2周,可为左心室附壁血栓脱落所致,引起脑、肾、脾或四肢等动脉栓塞。也可因下肢静脉血栓形成部分脱落所致,产生肺动脉栓塞,大块肺栓塞可导致猝死。

4. 心室壁瘤

或称室壁瘤,主要见于左心室,发生率5%~20%。体格检查可见左侧心界扩大,心脏搏动范围较广,可有收缩期杂音。瘤内发生附壁血栓时,心音减弱。心电图ST段持续抬高。超声心动图、放射性核素心血池显像以及左心室造影可见局部心缘突出,搏动减弱或有反常搏动。室壁瘤可导致心功能不全、栓塞和室性心律失常。

5. 心肌梗死后综合征(post-infarction syndrome,也称Dressier's syndrome)

发生率约1%~5%,于MI后数周至数个月内出现,可反复发生。表现为心包炎、胸膜炎或肺炎,有发热、胸痛等症状,发病机制可能为自身免疫反应所致。

【治疗】

对STEMI,强调及早发现,及早住院,并加强住院前的就地处理。治疗原则是尽快恢复心肌的血液灌注(到达医院后30分钟内开始溶栓或90分钟内开始介入治疗)以挽救濒死的心肌、防止梗死扩大或缩小心肌缺血范围,保护和维持心脏功能,及时处理严重心律失常、泵衰竭和各种并发症,防止猝死,使病人不但能度过急性期,且康复后还能保持尽可能多的有功能的心肌。

(一)监护和一般治疗

1. 休息

急性期卧床休息,保持环境安静。减少探视,防止不良刺激,解除焦虑。

2. 监测

在冠心病监护室进行心电图、血压和呼吸的监测,除颤仪应随时处于备用状态。对于严重泵衰竭者还需监测肺毛细血管压和静脉压。密切观察心律、心率、血压和心功能的变化,为适时采取治疗措施,避免猝死提供客观资料。监测人员必须极端负责,既不放过任何有意义的变化,又保证病人的安静和休息。

3. 吸氧

对有呼吸困难和血氧饱和度降低者,最初几日间断或持续通过鼻管面罩吸氧。

4. 护理

急性期 12 小时卧床休息,若无并发症,24 小时内应鼓励病人在床上行肢体活动,若无低血压,第 3 天就可在病房内走动;梗死后第 4~5 天,逐步增加活动直至每天 3 次步行 100~150m。

5. 建立静脉通道

保持给药途径畅通。

(二)解除疼痛

心肌再灌注治疗开通梗死相关血管、恢复缺血心肌的供血是解除疼痛最有效的方法,但在再灌注治疗前可选用下列药物尽快解除疼痛。

1. 吗啡或哌替啶

吗啡 2~4mg 静脉注射或哌替啶 50~100mg 肌内注射,必要时 5~10 分钟后重复,可减轻病人交感神经过度兴奋和濒死感。注意低血压和呼吸功能抑制的副作用。

2. 硝酸酯类药物

通过扩张冠状动脉,增加冠状动脉血流量以及增加静脉容量而降低心室前负荷。大多数 AMI 病人有应用硝酸酯类药物指征,而在下壁 MI、可疑右室 MI 或明显低血压的病人(收缩压低于 90mmHg),不适合使用。

3. β 受体拮抗剂

能减少心肌耗氧量和改善缺血区的氧供需失衡,缩小 MI 面积,减少复发性心肌缺血、再梗死、室颤及其他恶性心律失常,对降低急性期病死率有肯定的疗效。无下列情况者,应在发病 24 小时内尽早常规口服应用:①心力衰竭;②低心排血量状态;③心源性休克危险性增高(年龄>70 岁、收缩压<120mmHg、窦性心动过速>110 次/分或心率<60 次/分,以及距发生 STEMI 的时间增加);④其他使用 β 受体拮抗剂的禁忌证(PR 间期>0.24 秒、二度或三度房室传导阻滞、哮喘发作期或反应性气道疾病)。一般首选心脏选择性的药物,如阿替洛尔、美托洛尔和比索洛尔。

口服从小剂量开始(相当于目标剂量的1/4),逐渐递增,使静息心率降至分55~60次/分。β受体拮抗剂可用于AMI后的二级预防,能降低发病率和死亡率。病人有剧烈的缺血性胸痛或伴血压显著升高且其他处理未能缓解时,也可静脉应用,静脉用药多选择美托洛尔,使用方案如下:①首先排除心力衰竭、低血压(收缩压<90mmHg)、心动过缓(心率<60次/分)或有房室传导阻滞病人;②静脉推注,每次5mg;③每次推注后观察2~5分钟,如果心率<60次/分或收缩压<100mmHg,则停止给药,静脉注射美托洛尔总量可达15mg;④末次静脉注射后15分钟,继续口服剂量维持。极短作用的静脉注射制剂艾司洛尔50~250μg/(kg·min),可治疗有β受体拮抗剂相对禁忌证而又希望减慢心率的病人。

(三)抗血小板治疗

各种类型的ACS均需要联合应用包括阿司匹林和P_2Y_{12}受体拮抗剂在内的口服抗血小板药物,负荷剂量后给予维持剂量。静脉应用GPⅡb/Ⅲa受体拮抗剂主要用于接受直接PCI的病人,术中使用。STEMI病人抗血小板药物选择和用法与NSTEACS相同,见本节的UA/NSTEMI部分。

(四)抗凝治疗

除非有禁忌,所有STEMI病人无论是否采用溶栓治疗,均应在抗血小板治疗基础上常规联合抗凝治疗。抗凝治疗可建立和维持梗死相关血管的通畅,并可预防深静脉血栓形成、肺动脉栓塞和心室内血栓形成。对于接受溶栓或不计划行再灌注治疗的病人,磺达肝癸钠有利于降低死亡率和再梗死率,而不增加出血并发症,无严重肾功能不全的病人[血肌酐<265μmol/L(3mg/dl)],初始静脉注射2.5mg,随后每天皮下注射1次(2.5mg),最长8天。STEMI直接PCI时,需联合普通肝素治疗,以减少导管内血栓形成。直接PCI尤其出血风险高时推荐应用比伐卢定,无论之前是否使用肝素,先静脉推注0.75mg/kg,再静脉滴注1.75mg/(kg·h)至操作结束3~4小时。对于STEMI合并心室内血栓或合并心房颤动时,需在抗血小板治疗基础上联合华法林治疗,需注意出血风险,严密监测INR,缩短监测间隔。

(五)再灌注心肌治疗

起病3~6小时,最多在12小时内,开通闭塞的冠状动脉,使得心肌得到再灌注,挽救濒临坏死的心肌或缩小心肌梗死的范围,减轻梗死后心肌重塑,是STEMI

最重要的治疗措施之一。

近几年新的循证医学证据均支持及时再灌注治疗的重要性。需要强调建立区域性 STEMI 网络管理系统的必要性,通过高效的院前急救系统进行联系,由区域网络内不同单位之间的协作,制订最优化的再灌注治疗方案。最新指南对首次医疗接触(first medical contact,FMC)进行了清晰的定义:医生、护理人员、护士或急救人员首次接触病人的时间;并更加强调 STEMI 的诊断时间,提出"time 0"的概念,即病人心电图提示 ST 段抬高或其他同等征象的时间;优化 STEMI 病人的救治流程,强调在 FMC 的 10 分钟内应获取病人心电图、并做出 STEMI 的诊断。

1.经皮冠状动脉介入治疗

若病人在救护车上或无 PCI 能力的医院,但预计 120 分钟内可转运至有 PCI 条件的医院并完成 PCI,则首选直接 PCI 策略,力争在 90 分钟内完成再灌注;或病人在可行 PCI 的医院,则应力争在 60 分钟内完成再灌注。这些医院的基本条件包括:①能在病人住院 60 分钟内施行 PCI;②心导管室每年施行 PCI>100 例并有心外科支持的条件;③施术者每年独立施行 PCI>50 例;④AMI 直接 PTCA 成功率在90%以上;⑤在所有送到心导管室的病人中,能完成 PCI 者达 85%以上。

(1)直接 PCI:适应证为:①症状发作 12 小时以内并且有持续新发的 ST 段抬高或新发左束支传导阻滞的病人;②12~48 小时内若病人仍有心肌缺血证据(仍然有胸痛和 ECG 变化),亦可尽早接受介入治疗。

(2)补救性 PCI:溶栓治疗后仍有明显胸痛,抬高的 ST 段无明显降低者,应尽快进行冠状动脉造影,如显示 TIMI 0~Ⅱ级血流,说明相关动脉未再通,宜立即施行补救性 PCI。

(3)溶栓治疗再通者的 PCI:溶栓成功后有指征实施急诊血管造影,必要时进行梗死相关动脉血运重建治疗,可缓解重度残余狭窄导致的心肌缺血,降低再梗死的发生;溶栓成功后稳定的病人,实施血管造影的最佳时机是 2~24 小时。

2.溶栓疗法

如果预计直接 PCI 时间大于 120 分钟,则首选溶栓策略,力争在 10 分钟给予病人溶栓药物。

(1)适应证:①两个或两个以上相邻导联 ST 段抬高(胸导联≥0.2mV,肢导联≥0.1mV),或病史提示 AMI 伴左束支传导阻滞,起病时间<12 小时,病人年龄<75 岁;②ST 段显著抬高的 MI 病人年龄>75 岁,经慎重权衡利弊仍可考虑;③STEMI,

发病时间已达 12~24 小时,但如仍有进行性缺血性胸痛、广泛 ST 段抬高者也可考虑。

(2)禁忌证:①既往发生过出血性脑卒中,6 个月内发生过缺血性脑卒中或脑血管事件;②中枢神经系统受损、颅内肿瘤或畸形;③近期(2~4 周)有活动性内脏出血;④未排除主动脉夹层;⑤入院时严重且未控制的高血压(>180/110mmHg)或慢性严重高血压病史;⑥目前正在使用治疗剂量的抗凝药或已知有出血倾向;⑦近期(2~4 周)创伤史,包括头部外伤、创伤性心肺复苏或较长时间(>10 分钟)的心肺复苏;⑧近期(<3 周)外科大手术;⑨近期(<2 周)曾有在不能压迫部位的大血管行穿刺术。

(3)溶栓药物的应用:以纤溶酶原激活剂激活血栓中纤溶酶原,使其转变为纤溶酶而溶解冠状动脉内的血栓。国内常用:①尿激酶(urokinase,UK)30 分钟内静脉滴注 150 万~200 万 U。②链激酶(streptokinase,SK)或重组链激酶(rSK)以 150 万 U 静脉滴注,在 60 分钟内滴完。使用链激酶时,应注意寒战、发热等过敏反应。③重组组织型纤溶酶原激活剂(recombinant tissue-type plasminogen activator,rt-PA)选择性激活血栓部位的纤溶酶原,100mg 在 90 分钟内静脉给予:先静脉注入 15mg,继而 30 分钟内静脉滴注 50mg,其后 60 分钟内再滴注 35mg(国内有报告用上述剂量的一半也能奏效)。用 rt-PA 前先用肝素 5000U 静脉注射,用药后继续以肝素 700~1000U/h 持续静脉滴注共 48 小时,以后改为皮下注射 7500U 每 12 小时一次,连用 3~5 天(也可用低分子量肝素)。

新型的选择性纤溶酶原激活剂(仅作用于血栓部位)包括替奈普酶、阿替普酶和来替普酶。关于溶栓药物的选择,与作用于全身的非选择性纤溶酶原激活剂(尿激酶和链激酶)比较,建议优选选择性纤溶酶原激活剂。

(4)溶栓再通的判断标准:根据冠状动脉造影观察血管再通情况直接判断(TI-MI 分级达到 2、3 级者表明血管再通),或根据:①心电图抬高的 ST 段于 2 小时内回降>50%;②胸痛 2 小时内基本消失;③2 小时内出现再灌注性心律失常(短暂的加速性室性自主节律,房室或束支传导阻滞突然消失,或下后壁心肌梗死的病人出现一过性窦性心动过缓、窦房传导阻滞或低血压状态);④血清 CK-MB 酶峰值提前出现(14 小时内)等间接判断血栓是否溶解。

3.紧急冠状动脉旁路移植术

介入治疗失败或溶栓治疗无效有手术指征者,宜争取 6~8 小时内施行紧急CABG 术,但死亡率明显高于择期 CABG 术。

再灌注损伤:急性缺血心肌再灌注时,可出现再灌注损伤,常表现为再灌注性心律失常。各种快速、缓慢型心律失常均可出现,应做好相应的抢救准备。但出现严重心律失常的情况少见,最常见的为一过性非阵发性室性心动过速,对此不必行特殊处理。

(六)血管紧张素转换酶抑制剂或血管紧张素受体拮抗剂

ACEI 有助于改善恢复期心肌的重构,减少 AMI 的病死率和充血性心力衰竭的发生。除非有禁忌证,应全部选用。一般从小剂量口服开始,防止首次应用时发生低血压,在 24~48 小时逐渐增加到目标剂量。如病人不能耐受 ACEI,可考虑给予 ARB,不推荐常规联合应用 ACEI 和 ARB;对能耐受 ACEI 的病人,不推荐常规用 ARB 替代 ACEI。

(七)调脂治疗

他汀类调脂药物的使用同 UA/NSTEMI 病人,见本节 UA/NSTEMI 部分。

(八)抗心律失常和传导障碍治疗

心律失常必须及时消除,以免演变为严重心律失常甚至猝死。

1.发生室颤或持续多形性室速时,尽快采用非同步直流电除颤或同步直流电复律。单形性室速药物疗效不满意时也应及早用同步直流电复律。

2.一旦发现室性期前收缩或室速,立即用利多卡因 50~100mg 静脉注射,每 5~10 分钟重复 1 次,至期前收缩消失或总量已达 300mg,继以 1~3mg/min 的速度静脉滴注维持(100mg 加入 5% 葡萄糖液 100ml,滴注 1~3ml/min)。如室性心律失常反复可用胺碘酮治疗。

3.对缓慢型心律失常可用阿托品 0.5~1mg 肌内或静脉注射。

4.房室传导阻滞发展到二度或三度,伴有血流动力学障碍者,宜用人工心脏起搏器作临时的经静脉心内膜右心室起搏治疗,待传导阻滞消失后撤除。

5.室上性快速心律失常选用维拉帕米、地尔硫䓬、美托洛尔、洋地黄制剂或胺碘酮等药物治疗不能控制时,可考虑用同步直流电复律治疗。

(九)抗休克治疗

根据休克纯属心源性,抑或尚有周围血管舒缩障碍或血容量不足等因素存在,而分别处理。

1. 补充血容量

估计有血容量不足,或中心静脉压和肺动脉楔压低者,用右旋糖酐 40 或 5%~10% 葡萄糖液静脉滴注,输液后如中心静脉压上升 > 18cmH_2O,PCWP>15~18mmHg,则应停止。右心室梗死时,中心静脉压的升高则未必是补充血容量的禁忌。

2. 应用升压药

补充血容量后血压仍不升,而 PCWP 和 CI 正常时,提示周围血管张力不足,可用多巴胺[起始剂量 $3~5\mu g/(kg \cdot min)$],或去甲肾上腺素 $2~8\mu g/min$,亦可选用多巴酚丁胺[起始剂量 $3~10\mu g/(kg \cdot min)$]静脉滴注。

3. 应用血管扩张剂

经上述处理血压仍不升,而 PCWP 增高,CI 低或周围血管显著收缩以致四肢厥冷并有发绀时,硝普钠 $15\mu g/min$ 开始静脉滴注,每 5 分钟逐渐增量至 PCWP 降至 15 ~ 18mmHg;硝酸甘油 $10 ~ 20\mu g/min$ 开始静脉滴注,每 5 ~ 10 分钟增加 $5~10\mu g/min$ 直至左心室充盈压下降。

4. 其他

治疗休克的其他措施包括纠正酸中毒、避免脑缺血、保护肾功能,必要时应用洋地黄制剂等。为了降低心源性休克的病死率,有条件的医院考虑用主动脉内球囊反搏术或左心室辅助装置进行辅助循环,然后做选择性冠状动脉造影,随即施行介入治疗或主动脉-冠状动脉旁路移植手术,可挽救一些病人的生命。

(十)抗心力衰竭治疗

主要是治疗急性左心衰竭,以应用吗啡(或哌替啶)和利尿剂为主,亦可选用血管扩张剂减轻左心室的负荷,或用多巴酚丁胺 $10\mu g/(kg \cdot min)$ 静脉滴注或用短效 ACEI 从小剂量开始等治疗。洋地黄制剂可能引起室性心律失常,宜慎用。由于最早期出现的心力衰竭主要是坏死心肌间质充血、水肿引起顺应性下降所致,而左心室舒张末期容量尚不增大,因此在梗死发生后 24 小时内宜尽量避免使用洋地黄制剂。有右心室梗死的病人应慎用利尿剂。

(十一)右心室心肌梗死的处理

治疗措施与左心室梗死略有不同。右心室心肌梗死引起右心衰竭伴低血压,而无左心衰竭的表现时,宜扩张血容量。在血流动力学监测下静脉滴注输液,直到低血压得到纠正或 PCWP 达 15mmHg。如输液 1~2L 低血压仍未能纠正者可用正性肌力药,以多巴酚丁胺为优。不宜用利尿药。伴有房室传导阻滞者可予以临时起搏。

(十二)其他治疗

下列疗法可能有助于挽救濒死心肌,有防止梗死扩大,缩小缺血范围,加快愈合的作用,有些尚未完全成熟或疗效尚有争论的治疗,可根据病人具体情况考虑选用。

1. 钙通道阻滞剂

在起病的早期,如无禁忌证可尽早使用美托洛尔、阿替洛尔或卡维地洛等 β 受体拮抗剂,尤其是前壁 MI 伴有交感神经功能亢进者,可能防止梗死范围的扩大,改善急、慢性期的预后,但应注意其对心脏收缩功能的抑制。钙通道阻滞剂中的地尔硫䓬可能有类似效果,如有 β 受体拮抗剂禁忌者可考虑应用。不推荐 AMI 病人常规使用钙通道阻滞剂。

2. 极化液疗法

氯化钾 1. 5g、胰岛素 10U 加入 10% 葡萄糖液 500ml 中,静脉滴注,1~2 次/日,7~14 天为一疗程。可促进心肌摄取和代谢葡萄糖,使钾离子进入细胞内,恢复细胞膜的极化状态,以利心脏的正常收缩、减少心律失常。

(十三)康复和出院后治疗

提倡 AMI 恢复后进行康复治疗,逐步做适当的体育锻炼,有利于体力和工作能力的增进。经 2~4 个月的体力活动锻炼后,酌情恢复部分或轻工作,以后部分病人可恢复全天工作,但应避免过重体力劳动或精神过度紧张。

【预后】

预后与梗死范围的大小、侧支循环产生的情况以及治疗是否及时有关。急性期住院病死率过去一般为 30% 左右,采用监护治疗后降至 15% 左右,采用溶栓疗法后再降至 8% 左右,住院 90 分钟内施行介入治疗后进一步降至 4% 左右。死亡多发生在第一周内,尤其在数小时内,发生严重心律失常、休克或心力衰竭者,病死率尤高。

【预防】

在正常人群中预防动脉粥样硬化和冠心病属一级预防,已有冠心病和 MI 病史者还应预防再次梗死和其他心血管事件称之为二级预防,二级预防可参考本节第一部分 UA/NSTEMI 的 ABCDE 方案。

第五节　冠状动脉疾病的其他症状

一、冠状动脉痉挛

冠状动脉痉挛是一种特殊类型的冠状动脉疾病。造影正常血管或粥样硬化病变部位均可发生痉挛。其临床表现和治疗方案与冠状动脉粥样硬化性心脏病有明显的差别。

病人常较年轻,除吸烟外,大多数病人缺乏动脉粥样硬化的经典危险因素。吸烟、酒精和毒品是冠状动脉痉挛的重要诱发因素。

本病表现为静息性心绞痛,无体力劳动或情绪激动等诱因。发病时间集中在午夜至上午 8 点之间。病人常因恶性心律失常伴发晕厥。少数病人冠状动脉持续严重痉挛,可导致急性心肌梗死甚至猝死。

若冠状动脉痉挛导致血管闭塞,则临床表现为静息性心绞痛伴心电图一过性 ST 段抬高。该类病人临床特点鲜明,因静息性发作与稳定型心绞痛不同,因 ST 段抬高与稳定型心绞痛、UA 和 NSTEMI 不同,因 ST 段抬高呈一过性与 STEMI 不同,因此可直接确立诊断(早先称为变异型心绞痛或 Prinzmetal 心绞痛)。但非闭塞性痉挛表现为 ST 段压低或 T 波改变,此时难以和一般的心绞痛相鉴别。另外,冠状动脉痉挛一般具有自行缓解的特性,心电图和常规冠状动脉造影难以捕捉,因此确诊常需行乙酰胆碱或麦角新碱激发试验。

在戒烟、戒酒基础上,钙通道阻滞剂和硝酸酯类药物是治疗冠状动脉痉挛的主要手段。β 受体拮抗剂可能会加重或诱发痉挛,但伴有固定性狭窄的病人并非禁忌。冠状动脉痉挛一般预后良好,5 年生存率可高达 89%~97%。多支血管或左主干痉挛病人预后不良。

二、心肌桥

冠状动脉通常走行于心外膜下的结缔组织中,如果一段冠状动脉走行于心肌内,这束心肌纤维被称为心肌桥,走行于心肌桥下的冠状动脉被称为壁冠状动脉。冠状动脉造影显示该节段血管管腔收缩期受挤压,舒张期恢复正常,被称为"挤奶现象"。冠状动脉造影时心肌桥检出率为 0.51% ~ 16%,尸体解剖时检出率高达 15% ~ 85%,说明大部分心肌桥并没有临床意义。

由于壁冠状动脉在每一个心动周期的收缩期被挤压,如挤压严重可产生远端心肌缺血,临床上可表现为类似心绞痛的症状、心律失常甚至 MI 或猝死。另外,由于心肌桥存在,导致其近端的收缩期前向血流逆转,而损伤该处的血管内膜,所以该处容易形成动脉粥样硬化斑块。

β 受体拮抗剂及钙通道阻滞剂等降低心肌收缩力的药物可有效缓解症状。曾有人尝试植入支架治疗壁冠状动脉受压,但大多数支架发生内膜增生和再狭窄,因此并不提倡。手术分离壁冠状动脉曾被认为是根治此病的方法,但也有再复发的病例。一旦诊断此病,除非绝对需要,应避免使用硝酸酯类药物及多巴胺等正性肌力药物。

三、X 综合征

X 综合征通常指病人具有心绞痛或类似于心绞痛的症状,运动平板试验出现 ST 段下移而冠状动脉造影无异常表现。此类病人占因胸痛而行冠状动脉造影检查病人总数的 10% ~ 30%。本病病因尚不清楚,可能与内皮功能异常和微血管功能障碍有关。

本病以绝经期前女性多见。心电图可正常,也可有非特异性 ST-T 改变,近 20% 的病人可有平板运动试验阳性。运动负荷试验或心房调搏术时可检测到冠状静脉窦乳酸含量增加。血管内超声及多普勒血流测定显示可有冠状动脉内膜增厚、早期动脉粥样硬化斑块形成及冠状动脉血流储备降低。

本病的预后通常良好,但由于临床症状的存在,常使得病人反复就医,导致各种检查措施的过度应用、药品的消耗以及生活质量的下降,日常工作受影响。

本病尚无有效治疗手段,常规抗心肌缺血药物(β 受体拮抗剂、硝酸酯类以及钙通道阻滞剂)和曲美他嗪尽管可以改善少部分病人症状,但总体效果不佳。ACEI 和他汀类具有改善内皮功能的作用,可疗效尚不肯定。

第五章 高血压

第一节 原发性高血压

高血压是以体循环动脉压升高为主要临床表现的心血管综合征,可分为原发性高血压和继发性高血压。原发性高血压,又称高血压病,是心脑血管疾病最重要的危险因素,常与其他心血管危险因素共存,可损伤重要脏器,如心、脑、肾的结构和功能,最终导致这些器官的功能衰竭。

【血压分类和定义】

人群中血压呈连续性正态分布,正常血压和高血压的划分无明确界线,高血压的标准是根据临床及流行病学资料界定的。目前,我国采用的血压分类和标准见表5-1。高血压定义为未使用降压药物的情况下诊室收缩压≥140mmHg和(或)舒张压≥90mmHg。根据血压升高水平,进一步将高血压分为1~3级。

表5-1　血压水平分类和定义(单位:mmHg)

分类	收缩压		舒张压
正常血压	<120	和	<80
正常高值血压	120~139	和(或)	80-89
高血压	≥140	和(或)	≥90
1级高血压(轻度)	140~159	和(或)	90~99
2级高血压(中度)	160~179	和(或)	100~109
3级高血压(重度)	≥180	和(或)	≥110
单纯收缩期高血压	≥140	和	<90

注:当收缩压和舒张压分属于不同分级时,以较高的级别作为标准。以上标准适用于任何年龄的成年男性和女性

2017 年,美国心脏病学会等 11 个学会提出了新的高血压诊断(≥130/80mmHg)和治疗目标值(<130/80mmHg),这对高血压的早防早治具有积极意义。我国应积累与分析更多的证据和研究,进一步确定我国高血压诊断标准和治疗目标值。

【流行病学】

高血压患病率和发病率在不同国家、地区或种族之间有差别,工业化国家较发展中国家高,美国黑种人约为白种人的 2 倍。高血压患病率、发病率及血压水平随年龄增长而升高。高血压在老年人较为常见,尤以单纯收缩期高血压为多。

我国高血压患病率和流行存在地区、城乡和民族差别,随年龄增长而升高。北方高于南方,华北和东北属于高发区;沿海高于内地;城市高于农村;高原少数民族地区患病率较高。男、女性高血压总体患病率差别不大,青年期男性略高于女性,中年后女性稍高于男性。

【病因和发病机制】

原发性高血压的病因为多因素,尤其是遗传和环境因素交互作用的结果。但是遗传与环境因素具体通过何种途径升高血压尚不明确。基础和临床研究表明,高血压不是一种同质性疾病,不同个体间病因和发病机制不尽相同;其次,高血压病程较长,进展一般较缓慢,不同阶段始动、维持和加速机制不同,各种发病机制间也存在交互作用。因此,高血压是多因素、多环节、多阶段和个体差异性较大的疾病。

(一)与高血压发病有关的因素

1. 遗传因素

高血压具有明显的家族聚集性。父母均有高血压,子女发病概率高达 46%。约 60%高血压病人有高血压家族史。高血压的遗传可能存在主要基因显性遗传和多基因关联遗传两种方式。在遗传表型上,不仅高血压发生率体现遗传性,而且在血压水平、并发症发生以及其他有关因素如肥胖等也有遗传性。近年来有关高血压的基因研究报道很多,但尚无突破性进展。关于高血压的基因定位,在全世界进行的 20 多个高血压全基因组扫描研究中,共有 30 多个可能有关的染色体区段。

2. 环境因素

(1)饮食:不同地区人群血压水平和高血压患病率与钠盐平均摄入量显著正相关,但同一地区人群中个体间血压水平与摄盐量并不相关,摄盐过多导致血压升高主要见于对盐敏感人群。钾摄入量与血压呈负相关。高蛋白质摄入属于升压因素。饮食中饱和脂肪酸或饱和脂肪酸/多不饱和脂肪酸比值较高也属于升压因素。饮酒量与血压水平线性相关,尤其与收缩压相关性更强。

(2)精神应激:城市脑力劳动者高血压患病率超过体力劳动者,从事精神紧张度高的职业者发生高血压的可能性较大,长期生活在噪声环境中听力敏感性减退者患高血压也较多。此类高血压病人经休息后症状和血压可获得一定改善。

(3)吸烟:吸烟可使交感神经末梢释放去甲肾上腺素增加而使血压增高,同时可以通过氧化应激损害一氧化氮(NO)介导的血管舒张,引起血压增高。

3. 其他因素

(1)体重:体重增加是血压升高的重要危险因素。肥胖的类型与高血压发生关系密切,腹型肥胖者容易发生高血压。

(2)药物:服避孕药妇女血压升高发生率及程度与服药时间长短有关。口服避孕药引起的高血压一般为轻度,并且可逆转,在终止服药后3~6个月血压常恢复正常。其他如麻黄碱、肾上腺皮质激素、非甾体类抗炎药(NSAIDs)、甘草等也可使血压增高。

(3)睡眠呼吸暂停低通气综合征(sleep apnea hypopnea syndrome,SAHS):SAHS是指睡眠期间反复发作性呼吸暂停。有中枢性和阻塞性之分。SAHS病人50%有高血压,血压升高程度与SAHS病程和严重程度有关。

(二)高血压的发病机制

1. 神经机制

各种原因使大脑皮质下神经中枢功能发生变化,各种神经递质浓度与活性异常,包括去甲肾上腺素、肾上腺素、多巴胺、神经肽Y、5-羟色胺、血管升压素、脑啡肽、脑钠肽和中枢肾素-血管紧张素系统,最终使交感神经系统活性亢进,血浆儿茶酚胺浓度升高,阻力小动脉收缩增强而导致血压增高。

2. 肾脏机制

各种原因引起肾性水、钠潴留,增加心排血量,通过全身血流自身调节使外周血管阻力和血压升高,启动压力-利尿钠(pressure-natriuresis)机制再将潴留的水、钠排泄出去。也可能通过排钠激素分泌释放增加,例如内源性类洋地黄物质,在排泄水、钠的同时使外周血管阻力增高而使血压增高。这个学说的理论意义在于将血压升高作为维持体内水、钠平衡的一种代偿方式。现代高盐饮食的生活方式加上遗传性或获得性肾脏排钠能力的下降是许多高血压病人的基本病理生理异常。有较多因素可引起肾性水、钠潴留,例如亢进的交感活性使肾血管阻力增加;肾小球有微小结构病变;肾脏排钠激素(前列腺素、激肽酶、肾髓质素)分泌减少,肾外排钠激素(内源性类洋地黄物质、心房肽)分泌异常,或者潴钠激素(18-羟去氧皮质酮、醛固酮)释放增多。低出生体重儿也可以通过肾脏机制导致高血压。

3. 激素机制

肾素-血管紧张素-醛固酮系统(RAAS)激活。经典的 RAAS 包括:肾小球入球动脉的球旁细胞分泌肾素,激活从肝脏产生的血管紧张素原(AGT),生成血管紧张素 I (ATI),然后经肺循环的转换酶(ACE)生成血管紧张素 II (AT II)。AT II 是 RAAS 的主要效应物质,作用于血管紧张素 II 受体 1(AT_1),使小动脉平滑肌收缩,刺激肾上腺皮质球状带分泌醛固酮,通过交感神经末梢突触前膜的正反馈使去甲肾上腺素分泌增加,这些作用均可使血压升高。近年来发现很多组织,例如血管壁、心脏、中枢神经、肾脏及肾上腺,也有 RAAS 各种组成成分。组织 RAAS 对心脏、血管的功能和结构所起的作用,可能在高血压发生和维持中有更大影响。另有研究表明 AT I 和 AT II 可以通过多条途径产生血管紧张素 1~7(A1~7),A1~7 通过与 G 蛋白偶联的 MAS 受体发挥扩血管以及抑制血管平滑肌细胞增殖作用,使人们更全面理解 RAAS 的心血管作用。

4. 血管机制

大动脉和小动脉结构与功能的变化,也就是血管重构在高血压发病中发挥着重要作用。覆盖在血管壁内表面的内皮细胞能生成、激活和释放各种血管活性物质,例如一氧化氮(NO)、前列环素(PGI_2)、内皮素(ET-1)、内皮依赖性血管收缩因子(EDCF)等,调节心血管功能。年龄增长以及各种心血管危险因素,例如血脂异常、血糖升高、吸烟、高同型半胱氨酸血症等,导致血管内皮细胞功能异常,使氧自由基产生增加,NO 灭活增强,血管炎症、氧化应激反应等影响动脉的弹性功能和结构。由于大动脉弹性减退,脉搏波传导速度增快,反射波抵达中心大动脉的时相从舒张期提前到收缩期,出现收缩期延迟压力波峰,可以导致收缩压升高,舒张压降低,脉压增大。阻力小动脉结构(血管数目稀少或壁/腔比值增加)和功能(弹性减退和阻力增大)改变,影响外周压力反射点的位置或反射波强度,也对脉压增大起重要作用。

5. 胰岛素抵抗

胰岛素抵抗(insulin resistance,IR)是指必须以高于正常的血胰岛素释放水平来维持正常的糖耐量,表示机体组织对胰岛素处理葡萄糖的能力减退。约50%原发性高血压病人存在不同程度的 IR,在肥胖、血甘油三酯升高、高血压及糖耐量减退同时并存的四联症病人中最为明显。近年来认为 IR 是 2 型糖尿病和高血压发生的共同病理生理基础,但 IR 是如何导致血压升高,尚未获得肯定解释。多数认为是 IR 造成继发性高胰岛素血症引起的,继发性高胰岛素血症使肾脏水钠重吸收增强,交感神经系统活性亢进,动脉弹性减退,从而使血压升高。在一定意义上,胰岛素抵抗所致交感活性亢进使机体产热增加,是对肥胖的一种负反馈调节,这种调节以血压升高和血脂代谢障碍为代价。

(三)我国人群高血压的特点

高钠、低钾膳食是我国大多数高血压病人发病的主要危险因素之一。我国大部分地区人均每天盐摄入量 12~15g 或以上。在盐与血压的国际协作研究(IN-TERMAP)中,反映膳食钠/钾量的 24 小时尿钠/钾比值,我国人群在 6 以上,而西方人群仅为 2~3。超重和肥胖将成为我国高血压患病率增长的又一重要危险因素。在高血压与心血管风险方面,我国人群监测数据显示,心脑血管死亡占总死亡人数的 40% 以上,其中高血压是首位危险因素,且高血压的致病风险高于欧美国家人群,尤其是同样程度的血压升高也更易导致脑卒中的发生。更多研究表明我国人群叶酸普遍缺乏,导致血浆同型半胱氨酸水平增高,与高血压发病呈正相关,尤其增加高血压引起脑卒中的风险。这既反映出中国心脑血管疾病的发病特点,也证明中国高血压病人补充叶酸减少脑卒中以及其他动脉粥样硬化性疾病具有重要价值,对于制订更有效的减少我国人群心血管风险的防治策略有重要意义。

【病理生理和病理】

从血流动力学角度,血压主要决定于心排血量和体循环周围血管阻力,平均动脉血压(MBP) = 心排血量(CO)×总外周血管阻力(PR)。随年龄增长常可呈现不同血流动力学特征:

1.对于年轻高血压病人而言,血流动力学主要改变为心排血量增加和主动脉硬化,体现了交感神经系统的过度激活,一般发生于男性。

2.对于中年(30~50 岁)高血压病人而言,主要表现为舒张压增高,伴或不伴收缩压增高。单纯舒张期高血压常见于中年男性,伴随体重增加。血流动力学的主要特点为周围血管阻力增加而心排血量正常。

3.对于老年高血压病人而言,单纯收缩期高血压是最常见的类型。流行病学显示人群收缩压随年龄增长而增高,而舒张压增长至 55 岁后逐渐下降。脉压的增加提示中心动脉的硬化以及周围动脉回波速度的增快导致收缩压增加。单纯收缩期高血压常见于老年人和妇女,也是舒张性心力衰竭的主要危险因素之一。

心脏和血管是高血压损害的主要靶器官,早期可无明显病理改变。长期高血压引起的心脏改变主要是左心室肥厚和扩大。而全身小动脉病变则主要是壁/腔比值增加和管腔内径缩小,导致重要靶器官如心、脑、肾组织缺血。长期高血压及伴随的危险因素可促进动脉粥样硬化的形成及发展。目前认为血管内皮功能障碍是高血压最早期和最重要的血管损害。

(一)心脏

长期压力负荷增高,儿茶酚胺与 ATⅡ等都可刺激心肌细胞肥大和间质纤维化引起左心室肥厚和扩张,称为高血压性心脏病。左心室肥厚可以使冠状动脉血流储下降,特别是在耗氧量增加时,导致心内膜下心肌缺血。高血压性心脏病常可合并冠状动脉粥样硬化和微血管病变。

(二)脑

长期高血压使脑血管发生缺血与变性,形成微动脉瘤,一旦破裂可发生脑出血。高血压促使脑动脉粥样硬化,粥样斑块破裂可并发脑血栓形成。脑小动脉闭塞性病变,引起针尖样小范围梗死病灶,称为腔隙性脑梗死。高血压的脑血管病变部位,特别容易发生在大脑中动脉的豆纹动脉、基底动脉的旁正中动脉和小脑齿状核动脉。这些血管直接来自压力较高的大动脉,血管细长而且垂直穿透,容易形成微动脉瘤或闭塞性病变。因此脑卒中通常累及壳核、丘脑、尾状核、内囊等部位。

(三)肾脏

长期持续高血压使肾小球内囊压力升高,肾小球纤维化、萎缩,肾动脉硬化,导致肾实质缺血和肾单位不断减少。慢性肾衰竭是长期高血压的严重后果之一,尤其在合并糖尿病时。恶性高血压时,入球小动脉及小叶间动脉发生增殖性内膜炎及纤维素样坏死,可在短期内出现肾衰竭。

（四）视网膜

视网膜小动脉早期发生痉挛,随着病程进展出现硬化。血压急骤升高可引起视网膜渗出和出血。眼底检查有助于对高血压严重程度的了解,目前采用Keith-Wagener眼底分级法:Ⅰ级:视网膜动脉变细、反光增强;Ⅱ级:视网膜动脉狭窄、动静脉交叉压迫;Ⅲ级:在上述病变基础上有眼底出血及棉絮状渗出;Ⅳ级:上述基础上又出现视盘水肿。

【临床表现及并发症】

（一）症状

大多数起病缓慢,缺乏特殊临床表现,导致诊断延迟,仅在测量血压时或发生心、脑、肾等并发症时才被发现。常见症状有头晕、头痛、颈项板紧、疲劳、心悸等,也可出现视物模糊、鼻出血等较重症状,典型的高血压头痛在血压下降后即可消失。高血压病人可以同时合并其他原因的头痛,往往与血压水平无关,例如精神焦虑性头痛、偏头痛、青光眼等。如果突然发生严重头晕与眩晕,要注意可能是脑血管病或者降压过度、直立性低血压。高血压病人还可以出现受累器官的症状,如胸闷、气短、心绞痛、多尿等。另外,有些症状可能是降压药的不良反应所致。

（二）体征

高血压体征一般较少。周围血管搏动、血管杂音、心脏杂音等是重点检查的项目。应重视的是颈部、背部两侧肋脊角、上腹部脐两侧、腰部肋脊处的血管杂音,较常见。心脏听诊可有主动脉瓣区第二心音亢进、收缩期杂音或收缩早期喀喇音。

有些体征常提示继发性高血压可能,例如腰部肿块提示多囊肾或嗜铬细胞瘤;股动脉搏动延迟出现或缺如,下肢血压明显低于上肢,提示主动脉缩窄;向心性肥胖、紫纹与多毛,提示皮质醇增多症。

【实验室检查】

1.基本项目

血液生化(钠、钾、空腹血糖、总胆固醇、甘油三酯、高密度脂蛋白胆固醇、低密度脂蛋白胆固醇和尿酸、肌酐);全血细胞计数、血红蛋白和血细胞比容;尿液分析

（蛋白、糖和尿沉渣镜检）；心电图。

2. 推荐项目

24 小时动态血压监测、超声心动图、颈动脉超声、餐后 2 小时血糖、血同型半胱氨酸、尿白蛋白定量、尿蛋白定量、眼底、胸部 X 线检查、脉搏波传导速度以及踝臂血压指数等。

动态血压监测（ambulatory blood pressure monitoring,ABPM）是由仪器自动定时测量血压，每隔 15~30 分钟自动测压，连续 24 小时或更长时间。正常人血压呈明显的昼夜节律，表现为双峰一谷，在上午 6~10 时及下午 4~8 时各有一高峰，而夜间血压明显降低。目前认为动态血压的正常参考范围为：24 小时平均血压<130/80mmHg，白天血压均值<135/85mmHg，夜间血压均值<120/70mmHg。动态血压监测可诊断白大衣高血压，发现隐蔽性高血压，检查是否存在顽固性高血压，评估血压升高程度、短时变异和昼夜节律以及治疗效果等。

3. 选择项目

对怀疑为继发性高血压病人，根据需要可以分别选择以下检查项目：血浆肾素活性、血和尿醛固酮、血和尿皮质醇、血肾上腺素及去甲肾上腺素、血和尿儿茶酚胺、动脉造影、肾和肾上腺超声、CT 或 MRI、睡眠呼吸监测等。对有并发症的高血压病人，进行相应的心、脑和肾检查。

【诊断与鉴别诊断】

高血压诊断主要根据诊室测量的血压值，采用经核准的汞柱式或电子血压计，测量安静休息坐位时上臂肱动脉部位血压，一般需非同日测量三次血压值收缩压均≥140mmHg 和（或）舒张压均≥90mmHg 可诊断高血压。病人既往有高血压史，正在使用降压药物，血压虽然正常，也诊断为高血压。也可参考家庭自测血压收缩压 W35mmHg 和（或）舒张压>85mmHg 和 24 小时动态血压收缩压平均值>130mmHg 和（或）舒张压≥80mmHg，白天收缩压平均值≥135mmHg 和（或）舒张压平均值≥85mmHg，夜间收缩压平均值≥120mmHg 和（或）舒张压平均值≥70mmHg 进一步评估血压。一般来说，左、右上臂的血压相差<1.33~2.66kPa（10~20mmHg）。如果左、右上臂血压相差较大，要考虑一侧锁骨下动脉及远端有阻塞性病变。如疑似直立性低血压的病人还应测量平卧位和站立位血压。是否血压升高，不能仅凭 1 次或 2 次诊室血压测量值，需要经过一段时间的随访，进一步观察

血压变化和总体水平。对于高血压病人准确诊断和长期管理,除诊室血压外,更要充分利用家庭自测血压和动态血压的方法,全面评估血压状态,从而能更有效地控制高血压。

根据 WHO 减少汞污染的倡议,于 2020 年全面废除汞柱式血压计的使用,电子血压计将是未来主要的血压测量工具。随着科学技术的发展,血压测量的准确性和便捷性将进一步改进,现在血压的远程监测和无创每搏血压的测量已初步应用于临床。

【危险评估和预后】

高血压病人的预后不仅与血压水平有关,而且与是否合并其他心血管危险因素以及靶器官损害程度有关。因此从指导治疗和判断预后的角度,应对高血压病人进行心血管危险分层,将高血压病人分为低危、中危、高危和很高危。具体危险分层标准根据血压升高水平(1、2、3 级)、其他心血管危险因素、糖尿病、靶器官损害以及并发症情况,见表 5-2。

表 5-2　高血压病人心血管危险分层标准

其他危险因素和病史	高血压		
	1 级	2 级	3 级
无	低危	中危	高危
1~2 个其他危险因素	中危	中危	很高危
≥3 个其他危险因素或靶器官损害	高危	高危	很高危
临床并发症或合并糖尿病	很高危	很高危	很高危

【治疗】

(一)目的与原则

原发性高血压目前尚无根治方法。临床证据表明收缩压下降 10~20mmHg 或舒张压下降 5~6mmHg,3~5 年内脑卒中、冠心病与心脑血管病死亡率事件分别减少 38%、16% 与 20%,心力衰竭减少 50% 以上,高危病人获益更为明显。降压治疗的最终目的是减少高血压病人心、脑血管病的发生率和死亡率。高血压治疗原则如下:

1.治疗性生活方式干预

适用于所有高血压病人。①减轻体重:将 BMI 尽可能控制在<24kg/m²;体重降低对改善胰岛素抵抗、糖尿病、血脂异常和左心室肥厚均有益;②减少钠盐摄入:膳食中约80%钠盐来自烹调用盐和各种腌制品,所以应减少烹调用盐,每人每日食盐量以不超过 6g 为宜;③补充钾盐:每日吃新鲜蔬菜和水果;④减少脂肪摄入:减少食用油摄入,少吃或不吃肥肉和动物内脏;⑤戒烟限酒;⑥增加运动:运动有利于减轻体重和改善胰岛素抵抗,提高心血管调节适应能力,稳定血压水平;⑦减轻精神压力,保持心态平衡;⑧必要时补充叶酸制剂。

2.降压药物治疗对象

①高血压 2 级或以上病人;②高血压合并糖尿病,或者已经有心、脑、肾靶器官损害或并发症病人;③凡血压持续升高,改善生活方式后血压仍未获得有效控制者。高危和很高危病人必须使用降压药物强化治疗。

3.血压控制目标值

目前一般主张血压控制目标值应<140/90mmHg。糖尿病、慢性肾脏病、心力衰竭或病情稳定的冠心病合并高血压病人,血压控制目标值<130/80mmHg。对于老年收缩期高血压病人,收缩压控制于 150mmHg 以下,如果能够耐受可降至140mmHg 以下。应尽早将血压降低到上述目标血压水平,但并非越快越好。大多数高血压病人,应根据病情在数周至数个月内将血压逐渐降至目标水平。年轻、病程较短的高血压病人,可较快达标。但老年人、病程较长或已有靶器官损害或并发症的病人,降压速度宜适度缓慢。

4.多重心血管危险因素协同控制

各种心血管危险因素之间存在关联,大部分高血压病人合并其他心血管危险因素。降压治疗后尽管血压控制在正常范围,其他危险因素依然对预后产生重要影响,因此降压治疗应同时兼顾其他心血管危险因素控制。降压治疗方案除了必须有效控制血压,还应兼顾对血糖、血脂、尿酸和同型半胱氨酸等多重危险因素的控制。

(二)降压药物治疗

1.降压药物应用基本原则

使用降压药物应遵循以下 4 项原则,即小剂量开始,优先选择长效制剂,联合用药及个体化。

（1）小剂量：初始治疗时通常应采用较小的有效治疗剂量，根据需要逐步增加剂量。

（2）优先选择长效制剂：尽可能使用每天给药 1 次而有持续 24 小时降压作用的长效药物，从而有效控制夜间血压与晨峰血压，更有效预防心脑血管并发症。如使用中、短效制剂，则需给药每天 2~3 次，以达到平稳控制血压的目的。

（3）联合用药：可增加降压效果又不增加不良反应，在低剂量单药治疗效果不满意时，可以采用两种或两种以上降压药物联合治疗。事实上，2 级以上高血压为达到目标血压常需联合治疗。对血压≥160/100mmHg 或高于目标血压 20/10mmHg 或高危及以上病人，起始即可采用小剂量两种药物联合治疗或用固定复方制剂。单片固定复方制剂普遍使用有利于提高血压达标率。简单、有效而且性价比高的药物使用方案，有利于基层高血压的管理。

（4）个体化：根据病人具体情况、药物有效性和耐受性，兼顾病人经济条件及个人意愿，选择适合病人的降压药物。

2. 降压药物种类

目前常用降压药物可归纳为五大类，即利尿剂、β 受体拮抗剂、钙通道阻滞剂（CCB）、血管紧张素转换酶抑制剂（ACEI）和血管紧张 Ⅱ 受体拮抗剂（ARB），详见表 5-3。

表 5-3　常用降压药物名称、剂量及用法

药物分类	药物名称	单次剂量	用法（每日）
利尿剂	氢氯噻嗪（hydrochlorothiazide）	12.5mg	1~2 次
	氨苯蝶啶（triamterene）	50mg	1~2 次
	阿米洛利（amiloride）	5~10mg	1 次
	呋塞米（furosemide）	20~40mg	1~2 次
	吲达帕胺（indapamide）	1.25~2.5mg	1 次

续 表

药物分类	药物名称	单次剂量	用法(每日)
β受体拮抗剂	普萘洛尔(propranolol)	10~20mg	2~3次
	美托洛尔(metoprolol)	25~50mg	2次
	阿替洛尔(atenolol)	50~100mg	1次
	倍他洛尔(betaxolol)	10~20mg	1次
	比索洛尔(bisoprolol)	5~10mg	1次
	卡维地洛(carvedilol)	12.5~25mg	1~2次
	拉贝洛尔(labetalol)	100mg	2~3次
钙通道阻滞剂	硝苯地平(nifedipine)	5~10mg	3次
	硝苯地平控释剂(nifedipine GITS)	30~60mg	1次
	尼卡地平(nicardipine)	40mg	2次
	尼群地平(nitredipine)	10mg	2次
	非洛地平缓释剂(felodipine SR)	5~10mg	1次
	氨氯地平(amlodipine)	5~10mg	1次
	左旋氨氯地平(levamlodipine)	1.25~5mg	1次
	拉西地平(lacidipine)	4~6mg	1次
	乐卡地平(lercanidipine)	10~20mg	1次
	维拉帕米缓释剂(verapamil SR)	240mg	1次
	地尔硫䓬缓释剂(diltiazem SR)	90~180mg	1次
血管紧张素转换酶抑制剂	卡托普利(captopril)	12.5~50mg	2~3次
	依那普利(enalapril)	10~20mg	2次
	贝那普利(benazepril)	10~20mg	1次
	赖诺普利(lisinopril)	10~20mg	1次
	雷米普利(ramipril)	2.5~10mg	1次
	福辛普利(fosinopril)	10~20mg	1次
	西拉普利(cilazapril)	2.5~5mg	1次
	培哚普利(perindopril)	4~8mg	1次

续　表

药物分类	药物名称	单次剂量	用法(每日)
血管紧张素Ⅱ受体拮抗剂	氯沙坦(losartan)	50~100mg	1次
	缬沙坦(valsartan)	80~160mg	1次
	厄贝沙坦(irbesartan)	150~300mg	1次
	替米沙坦(telmisartan)	40~80mg	1次
	奥美沙坦(olmesartan)	20~40mg	1次
	坎地沙坦(candesartan)	8~16mg	1次

注:具体使用剂量及注意事项请参照药物使用说明书

3.各类降压药物作用特点

(1)利尿剂:有噻嗪类、袢利尿剂和保钾利尿剂三类。噻嗪类使用最多,常用的有氢氯噻嗪。降压作用主要通过排钠,减少细胞外容量,降低外周血管阻力。降压起效较平稳、缓慢,持续时间相对较长,作用持久。适用于轻、中度高血压,对单纯收缩期高血压、盐敏感性高血压、合并肥胖或糖尿病、更年期女性、合并心力衰竭和老年人高血压有较强降压效应。利尿剂可增强其他降压药的疗效。主要不良反应是低钾血症和影响血脂、血糖、血尿酸代谢,往往发生在大剂量时,因此推荐使用小剂量。其他还包括乏力、尿量增多等,痛风病人禁用。保钾利尿剂可引起高血钾,不宜与 ACEI、ARB 合用,肾功能不全者慎用。袢利尿剂主要用于合并肾功能不全的高血压病人。

(2)β受体拮抗剂:有选择性(β₁)、非选择性(β₁与β₂)和兼有α受体拮抗三类。该类药物可通过抑制中枢和周围RAAS,抑制心肌收缩力和减慢心率而发挥降压作用。降压起效较强而且迅速,不同β受体拮抗剂降压作用持续时间不同。适用于不同程度高血压病人,尤其是心率较快的中、青年病人或合并心绞痛和慢性心力衰竭者,对老年高血压疗效相对较差。各种β受体拮抗剂的药理学和药代动力学情况相差较大,临床上治疗高血压宜使用选择性β₁受体拮抗剂或者兼有α受体拮抗作用的β受体拮抗剂,达到能有效减慢心率的较高剂量。β受体拮抗剂不仅降低静息血压,而且能抑制体力应激和运动状态下血压急剧升高。使用的主要障碍是心动过缓和一些影响生活质量的不良反应,较高剂量治疗时突然停药可导致撤药综合征。虽然糖尿病不是使用β受体拮抗剂的禁忌证,但它增加胰岛素抵抗,还可能掩盖和延长低血糖反应,使用时应注意。不良反应主要有心动过缓、乏力、四肢发冷。β受体拮抗剂对心肌收缩力、窦房结及房室结功能均有抑制作用,并可增加气道阻力。急性心力衰竭、病态窦房结综合征、房室传导阻滞病人禁用。

(3)钙通道阻滞剂:根据药物核心分子结构和作用于L型钙通道不同的亚单位,钙通道阻滞剂分为二氢吡啶类和非二氢吡啶类,前者以硝苯地平为代表,后者有维拉帕米和地尔硫䓬。根据药物作用持续时间,钙通道阻滞剂又可分为短效和长效。长效包括长半衰期药物,例如氨氯地平、左旋氨氯地平;脂溶性膜控型药物,例如拉西地平和乐卡地平;缓释或控释制剂,例如非洛地平缓释片、硝苯地平控释片。降压作用主要通过阻滞电压依赖L型钙通道减少细胞外钙离子进入血管平滑肌细胞内,减弱兴奋-收缩偶联,降低阻力血管的收缩反应。钙通道阻滞剂还能减轻ATⅡ和α_1肾上腺素能受体的缩血管效应,减少肾小管钠重吸收。钙通道阻滞剂降压起效迅速,降压疗效和幅度相对较强,疗效的个体差异性较小,与其他类型降压药物联合治疗能明显增强降压作用。钙通道阻滞剂对血脂、血糖等无明显影响,服药依从性较好。相对于其他降压药物,钙通道阻滞剂还具有以下优势:对老年病人有较好降压疗效;高钠摄入和非甾体类抗炎药物不影响降压疗效;对嗜酒病人也有显著降压作用;可用于合并糖尿病、冠心病或外周血管病病人;长期治疗还具有抗动脉粥样硬化作用。主要缺点是开始治疗时有反射性交感活性增强,引起心率增快、面部潮红、头痛、下肢水肿等,尤其使用短效制剂时。非二氢吡啶类抑制心肌收缩和传导功能,不宜在心力衰竭、窦房结功能低下或心脏传导阻滞病人中应用。

(4)血管紧张素转换酶抑制剂:降压作用主要通过抑制循环和组织ACE,使ATⅡ生成减少,同时抑制激肽酶使缓激肽降解减少。降压起效缓慢,3~4周时达最大作用,限制钠盐摄入或联合使用利尿剂可使起效迅速和作用增强。ACEI具有改善胰岛素抵抗和减少尿蛋白作用,对肥胖、糖尿病和心脏、肾脏靶器官受损的高血压病人具有较好的疗效,特别适用于伴有心力衰竭、心肌梗死、房颤、蛋白尿、糖耐量减退或糖尿病肾病的高血压病人。不良反应主要是刺激性干咳和血管性水肿。干咳发生率为10%~20%,可能与体内缓激肽增多有关,停用后可消失。高钾血症、妊娠妇女和双侧肾动脉狭窄病人禁用。血肌酐超过3mg/dl的病人使用时需谨慎,应定期监测血肌酐及血钾水平。

(5)血管紧张素Ⅱ受体拮抗剂:降压作用主要通过阻滞组织ATⅡ受体亚型AT_1,更充分有效地阻断ATⅡ的血管收缩、水钠潴留与重构作用。近年来的研究表明,阻滞AT_1负反馈引起AⅡ增加,可激活另一受体亚型AT_2,能进一步拮抗AT_1

的生物学效应。降压作用起效缓慢,但持久而平稳。低盐饮食或与利尿剂联合使用能明显增强疗效。多数 ARB 随剂量增大降压作用增强,治疗剂量窗较宽。最大的特点是直接与药物有关的不良反应较少,一般不引起刺激性干咳,持续治疗依从性高。治疗对象和禁忌证与 ACEI 相同。

除上述五大类主要的降压药物外,在降压药发展历史中还有一些药物,包括交感神经抑制剂,例如利血平、可乐定;直接血管扩张剂,例如肼屈嗪;α₁ 受体拮抗剂,例如哌唑嗪、特拉唑嗪、多沙唑嗪,曾多年用于临床并有一定的降压疗效,但因副作用较多,目前不主张单独使用,但可用于复方制剂或联合治疗。

4. 降压治疗方案

大多数无并发症的病人可单独或联合使用噻嗪类利尿剂、β 受体拮抗剂、CCB、ACEI 和 ARB,治疗应从小剂量开始。临床实际使用时,病人合并心血管危险因素状况、靶器官损害、并发症、降压疗效、不良反应以及药物费用等,都可能影响降压药的具体选择。目前认为,2 级高血压病人在开始时就可以采用两种降压药物联合治疗,联合治疗有利于血压较快达到目标值,也利于减少不良反应。

联合治疗应采用不同降压机制的药物,我国临床主要推荐应用优化联合治疗方案是:ACEI/ARB+二氢吡啶类 CCB;ARB/ACEI+噻嗪类利尿剂;二氢吡啶类 CCB+噻嗪类利尿剂;二氢吡啶类 CCB+β 受体拮抗剂。次要推荐使用的联合治疗方案是:利尿剂+β 受体拮抗剂;α 受体拮抗剂+β 受体拮抗剂;二氢吡啶类 CCB+保钾利尿剂;噻嗪类利尿剂+保钾利尿剂。三种降压药联合治疗一般必须包含利尿剂。采用合理的治疗方案和良好的治疗依从性,一般可使病人在治疗 3~6 个月内达到血压控制目标值。对于有并发症的病人,降压药和治疗方案选择应该个体化。

降压治疗的益处主要是通过长期控制血压达到的,所以高血压病人需要长期降压治疗,尤其是高危和很高危病人。在每个病人确立有效治疗方案血压控制后,仍应继续治疗,不应随意停止治疗或频繁改变治疗方案,停用降压药后多数病人在半年内又回复到原来的血压水平。由于降压治疗的长期性,因此病人的治疗依从性十分重要。采取以下措施可以提高病人治疗依从性:医师与病人之间保持经常性的良好沟通;让病人和家属参与制订治疗计划;鼓励病人家中自测血压。

高血压病人生活方式干预和药物治疗是根本治疗手段。近年来,经皮肾动脉交感神经消融治疗显示出初步疗效和前景,其他非药物治疗的方法尚缺乏有效性证据。

【特殊类型高血压】

(一)老年高血压

我国流行病学调查显示,60岁以上人群高血压患病率为49%。老年人容易合并多种临床疾病,并发症较多,其高血压的特点是收缩压增高、舒张压下降、脉压增大;血压波动性大,容易出现直立性低血压及餐后低血压;血压昼夜节律异常、白大衣高血压和假性高血压相对常见。老年高血压病人的血压应降至150/90mmHg以下,如能耐受可降至140/90mmHg以下。对于80岁以上高龄老年人降压的目标值为<150/90mmHg。老年高血压降压治疗应强调收缩压达标,同时应避免过度降低血压;在能耐受降压治疗的前提下逐步降压达标,应避免过快降压。CCB、ACEI、ARB、利尿剂或β受体拮抗剂都可以考虑选用。

(二)儿童青少年高血压

儿童青少年高血压以原发性高血压为主,表现为轻、中度血压升高,通常没有明显的临床症状,与肥胖密切相关,近一半儿童高血压病人可发展为成人高血压,左心室肥厚是最常见的靶器官受累。儿童青少年血压明显升高者多为继发性高血压,肾性高血压是首位病因。目前国际上统一采用不同年龄性别血压的90、95和99百分位数作为诊断"正常高值血压""高血压"和"严重高血压"的标准。未合并靶器官损害的儿童与青少年高血压应将血压降至95百分位数以下;合并肾脏疾病、糖尿病或出现高血压靶器官损害时,应将血压降至90百分位数以下。绝大多数儿童与青少年高血压病人通过非药物治疗即可达到血压控制目标。但如果生活方式治疗无效,出现高血压临床症状、靶器官损害,合并糖尿病、继发性高血压等情况应考虑药物治疗。ACEI或ARB和CCB在标准剂量下较少发生不良反应,通常作为首选的儿科抗高血压药物;利尿剂通常作为二线抗高血压药物或与其他类型药物联合使用;其他种类药物如α受体拮抗剂和β受体拮抗剂,因为不良反应的限制,多用于儿童青少年严重高血压病人的联合用药。

(三)顽固性高血压

顽固性高血压或难治性高血压是指尽管使用了三种以上合适剂量降压药联合治疗(一般应该包括利尿剂),血压仍未能达到目标水平。使用四种或四种以上降压药物血压达标也应考虑为顽固性高血压。对于顽固性高血压,部分病人存在遗传学和药物遗传学方面的因素,多数病人还应该寻找原因,针对具体原因进行治

疗,常见原因如下:

1. 假性难治性高血压

由于血压测量错误、"白大衣现象"或治疗依从性差等导致。血压测量错误包括袖带大小不合适,如上臂围粗大者使用了普通袖带、袖带置于有弹性阻力的衣服(毛线衣)外面、放气速度过快、听诊器置于袖带内、在听诊器上向下压力较大。假性难治性高血压可发生在广泛动脉粥样硬化和钙化的老年人,测量肱动脉血压时需要比硬化的动脉腔内压更高的袖带压力方能阻断血流。以下情况应怀疑假性高血压:血压明显升高而无靶器官损害;降压治疗后在无血压过度下降时产生明显的头晕、乏力等低血压症状;肱动脉处有钙化证据;肱动脉血压高于下肢动脉血压;重度单纯收缩期高血压。

2. 生活方式未获得有效改善

比如体重、食盐摄入未得到有效控制,过量饮酒、未戒烟等导致血压难以控制。

3. 降压治疗方案不合理

采用不合理的联合治疗方案;采用了对某些病人有明显不良反应的降压药,导致无法增加剂量提高疗效和依从性;在多种药物联合方案中未包括利尿剂(包括醛固酮拮抗剂)。

4. 其他药物干扰降压作用

同时服用干扰降压作用的药物是血压难以控制的一个较隐蔽的原因。NSAIDs引起水、钠潴留,增强对升压激素的血管收缩反应,可抵消除钙通道阻滞剂以外各种降压药的作用。拟交感胺类药物具有激动 α 肾上腺素能活性作用,例如某些滴鼻液、抑制食欲的减肥药,长期使用可升高血压或干扰降压药物作用。三环类抗抑郁药阻止交感神经末梢摄取利血平、可乐定等降压药。环孢素(cyclosporine)刺激内皮素释放,增加肾血管阻力,减少水钠排泄。重组人促红细胞生成素可直接作用于血管,升高周围血管阻力。口服避孕药和糖皮质激素也可拮抗降压药的作用。

5. 容量超负荷

饮食钠摄入过多抵消降压药作用。肥胖、糖尿病、肾脏损害和慢性肾功能不全时通常有容量超负荷。在一些联合治疗依然未能控制血压的病人中,常发现未使用利尿剂,或者利尿剂的选择和剂量不合理。可以采用短期强化利尿治疗试验来判断,联合服用长作用的噻嗪类利尿剂和短作用的袢利尿剂观察治疗效应。

6. 胰岛素抵抗

胰岛素抵抗是肥胖和糖尿病病人发生顽固性高血压的主要原因。在降压药治疗基础上联合使用胰岛素增敏剂,可以明显改善血压控制。肥胖者减轻体重 5kg 就可显著降低血压或减少降压药数量。

7. 继发性高血压

见本章第二节,其中 SAHS、肾动脉狭窄和原发性醛固酮增多症是最常见的原因。

顽固性高血压的处理应该建立在对上述可能原因评估的基础上,进行有效生活方式干预,合理制订降压方案,除外继发性高血压,增加病人依从性,大多数病人血压可以得到控制。

(四)高血压急症和亚急症

高血压急症是指原发性或继发性高血压病人,在某些诱因作用下,血压突然和明显升高(一般超过 180/120mmHg),伴有进行性心、脑、肾等重要靶器官功能不全的表现。高血压急症包括高血压脑病、颅内出血(脑出血和蛛网膜下腔出血)、脑梗死、急性心力衰竭、急性冠状动脉综合征、主动脉夹层、子痫、急性肾小球肾炎、胶原血管病所致肾危象、嗜铬细胞瘤危象及围术期严重高血压等。少数病人病情急骤发展,舒张压持续≥130mmHg,并有头痛,视物模糊,眼底出血、渗出和视盘水肿,肾脏损害突出,持续蛋白尿、血尿与管型尿,称为恶性高血压。应注意血压水平的高低与急性靶器官损害的程度并非呈正比,通常需要使用静脉降压药物。高血压亚急症是指血压明显升高但不伴严重临床症状及进行性靶器官损害。病人可以有血压明显升高造成的症状,如头痛、胸闷、鼻出血和烦躁不安等。血压升高的程度不是区别高血压急症与亚急症的标准,区别两者的唯一标准是有无新近发生的急性进行性靶器官损害。

及时、正确地处理高血压急症十分重要,可在短时间内使病情缓解,预防进行性或不可逆性靶器官损害,降低死亡率。高血压急症和亚急症降压治疗的紧迫程度不同,前者需要迅速降低血压,采用静脉途径给药;后者需要在 24~48 小时内降低血压,可使用快速起效的口服降压药。

1. 治疗原则

(1)及时降低血压:对于高血压急症选择适宜有效的降压药物,静脉滴注给药,同时监测血压。如果情况允许,及早开始口服降压药治疗。

(2)控制性降压:高血压急症时短时间内血压急骤下降,有可能使重要器官的血流灌注明显减少,应采取逐步控制性降压。一般情况下,初始阶段(数分钟到1小时内)血压控制的目标为平均动脉压的降低幅度不超过治疗前水平的25%;在随后的2~6小时内将血压降至较安全水平,一般为160/100mmHg左右;如果可耐受,临床情况稳定,在随后24~48小时逐步降至正常水平。如果降压后发现有重要器官缺血表现,血压降低幅度应更小。在随后的1~2周内,再将血压逐步降到正常水平。

(3)合理选择降压药:处理高血压急症的药物,要求起效迅速,短时间内达到最大作用;作用持续时间短,停药后作用消失较快;不良反应较小。另外,最好在降压过程中不明显影响心率、心排血量和脑血流量。

(4)避免使用的药物:应注意有些降压药不适宜用于高血压急症,甚至有害。利血平肌内注射的降压作用起效较慢,如果短时间内反复注射可导致难以预测的蓄积效应,发生严重低血压,引起明显嗜睡反应,干扰对神志的判断。治疗开始时也不宜使用强力的利尿药,除非有心力衰竭或明显的体液容量负荷过重,因为多数高血压急症时交感神经系统和RAAS过度激活,外周血管阻力明显升高,体内循环血容量减少,强力利尿存在风险。

2.降压药选择与应用

(1)硝普钠:同时直接扩张静脉和动脉,降低前、后负荷。开始以10μg/min静脉滴注,逐渐增加剂量以达到降压作用,一般临床常用最大剂量为200ug/min。使用硝普钠必须密切监测血压,根据血压水平仔细调节滴注速率。停止滴注后,作用仅维持3~5分钟。硝普钠可用于各种高血压急症。在通常剂量下不良反应轻微,有恶心、呕吐、肌肉颤动。硝普钠在体内红细胞中代谢产生氰化物,长期或大剂量使用应注意可能发生硫氰酸中毒,尤其在肾功能损害者更容易发生。

(2)硝酸甘油:扩张静脉和选择性扩张冠状动脉与大动脉,降低动脉压作用不及硝普钠。开始时以5~10μg/min速率静脉滴注。降压起效迅速,停药后数分钟作用消失,可用至100~200μg/min。硝酸甘油主要用于高血压急症伴急性心力衰竭或急性冠状动脉综合征。不良反应有心动过速、面部潮红,头痛和呕吐等。

(3)尼卡地平:二氢吡啶类钙通道阻滞剂,作用迅速,持续时间较短,降压同时改善脑血流量。开始时从0.5μg/(kg·min)静脉滴注,可逐步增加剂量到10μg/(kg·min)。主要用于高血压急症合并急性脑血管病或其他高血压急症。不良反应有心动过速、面部潮红等。

（4）拉贝洛尔：兼有 α 受体拮抗作用的 β 受体拮抗剂，起效较迅速（5～10 分钟），持续时间较长（3～6 小时）。开始时缓慢静脉注射 20～100mg，以0.5～2mg/min 的速率静脉滴注，总剂量不超过 300mg。拉贝洛尔主要用于高血压急症合并妊娠或肾功能不全病人。不良反应有头晕、直立性低血压、心脏传导阻滞等。

（五）高血压合并其他临床情况

高血压可以合并脑血管病、冠心病、心力衰竭、慢性肾功能不全和糖尿病等。急性脑卒中的血压处理尚未完全达成共识。对于稳定期病人，降压治疗的目的是减少脑卒中再发。对老年病人、双侧或颅内动脉严重狭窄者及严重直立性低血压病人应该慎重进行降压治疗，降压过程应该缓慢、平稳，最好不减少脑血流量。对于心肌梗死和心力衰竭病人合并高血压，首先考虑选择 ACEI 或 ARB 和 β 受体拮抗剂，降压目标值为<130/80mmHg。慢性肾功能不全合并高血压者，降压治疗的目的主要是延缓肾功能恶化，预防心、脑血管病发生。ACEI 或 ARB 在早、中期能延缓肾功能恶化，但要注意在低血容量或病情晚期（肌酐清除率<30ml/min 或血肌酐超过 265μmol/L，即 3.0mg/dl）有可能反而使肾功能恶化。1 型糖尿病在出现蛋白尿或肾功能减退前通常血压正常，高血压是肾病的一种表现；2 型糖尿病往往较早就与高血压并存。多数糖尿病合并高血压病人往往同时有肥胖、血脂代谢紊乱和较严重的靶器官损害，属于心血管疾病高危群体。因此应该积极降压治疗，为达到目标水平，通常在改善生活方式的基础上需要 2 种以上降压药物联合治疗。ACEI 或 ARB 能有效减轻和延缓糖尿病肾病的进展，降压目标值为<130/80mmHg。

第二节　　继发性高血压

继发性高血压是指由某些确定的疾病或病因引起的血压升高，约占所有高血压的 5%。继发性高血压尽管所占比例并不高，但绝对人数仍相当多，而且某些继发性高血压，如原发性醛固酮增多症、嗜铬细胞瘤、肾血管性高血压、肾素分泌瘤等，可通过手术得到根治或改善。因此，及早明确诊断能明显提高治愈率及阻止病情进展。

临床上凡遇到以下情况时，要进行全面详尽的筛选检查：①中、重度血压升高的年轻病人；②症状、体征或实验室检查有怀疑线索，例如肢体脉搏搏动不对称性减弱或缺失,腹部听到粗糙的血管杂音等;③药物联合治疗效果差,或者治疗过程中血压曾经控制良好但近期内又明显升高;④恶性高血压病人。继发性高血压的主要疾病和病因见表5-4。

表5-4　继发性高血压的主要疾病和病因

1. 肾脏疾病	3. 心血管病变
肾小球肾炎	主动脉瓣关闭不全
慢性肾盂肾炎	完全性房室传导阻滞
先天性肾脏病变(多囊肾)	主动脉缩窄
继发性肾脏病变(结缔组织病,糖尿病肾病,肾淀粉样变等)	多发性大动脉炎
肾动脉狭窄	4. 颅脑病变
肾肿瘤	脑肿瘤
2. 内分泌疾病	脑外伤
Cushing 综合征(皮质醇增多症)	脑干感染
嗜铬细胞瘤	5. 睡眠呼吸暂停综合征
原发性醛固酮增多症	6. 其他
肾上腺性变态综合征	妊娠高血压综合征
甲状腺功能亢进	红细胞增多症
甲状腺功能减退	药物(糖皮质激素,拟交感神经药,甘草)
甲状旁腺功能亢进	
腺垂体功能亢进	
绝经期综合征	

(一)肾实质性高血压

包括急、慢性肾小球肾炎,糖尿病肾病,慢性肾盂肾炎,多囊肾和肾移植后等多种肾脏病变引起的高血压,是最常见的继发性高血压,终末期肾病80%~90%合并高血压。肾实质性高血压的发生主要是由于肾单位大量丢失,导致水、钠潴留和细胞外容量增加,以及肾脏 RAAS 激活与排钠减少。高血压又进一步升高肾小球内囊压力,形成恶性循环,加重肾脏病变。

临床上有时难以将肾实质性高血压与原发性高血压伴肾脏损害完全区别开来。一般而言,除恶性高血压,原发性高血压很少出现明显蛋白尿,血尿不明显,肾功能减退首先从肾小管浓缩功能开始,肾小球滤过功能仍可长期保持正常或增强,直到最后阶段才有肾小球滤过降低,血肌酐上升;肾实质性高血压往往在发现血压升高时已有蛋白尿、血尿和贫血、肾小球滤过功能减退、肌酐清除率下降。如果条件允许,肾穿刺组织学检查有助于确立诊断。

肾实质性高血压必须严格限制钠盐摄入,每天<3g;通常需要联合使用降压药物治疗,将血压控制在130/80mmHg以下;如果不存在使用禁忌证,联合治疗方案中一般应包括ACEI或ARB,有利于减少尿蛋白,延缓肾功能恶化。

（二）肾血管性高血压

肾血管性高血压是单侧或双侧肾动脉主干或分支狭窄引起的高血压。常见病因有多发性大动脉炎、肾动脉纤维肌性发育不良和动脉粥样硬化,前两者主要见于青少年,后者主要见于老年人。肾血管性高血压的发生是由于肾血管狭窄,导致肾脏缺血,激活RAAS。早期解除狭窄,可使血压恢复正常;长期或高血压基础上的肾动脉狭窄,解除狭窄后血压一般也不能完全恢复正常,持久严重的肾动脉狭窄会导致患侧甚至整体肾功能的损害。

凡进展迅速或突然加重的高血压,均应怀疑本症。体检时在上腹部或背部肋脊角处可闻及血管杂音。肾动脉彩超、放射性核素肾图、肾动脉CT及MRI检查有助于诊断,肾动脉造影可明确诊断和狭窄部位。

治疗方法可根据病情和条件选择介入手术、外科手术或药物治疗。治疗的目的不仅是降低血压,还在于保护肾功能。经皮肾动脉成形术及支架植入术较简便,对单侧非开口处局限性狭窄效果较好。手术治疗包括血运重建,肾移植术和肾切除术,适用于不宜经皮肾动脉成形术病人。不适宜上述治疗的病人,可采用降压药物联合治疗。需要注意,双侧肾动脉狭窄、肾功能已受损或非狭窄侧肾功能较差病人禁忌使用ACEI或ARB,因为这类药物解除了缺血肾脏出球小动脉的收缩作用,使肾小球内囊压力下降,肾功能恶化。

（三）原发性醛固酮增多症

本症是肾上腺皮质增生或肿瘤分泌过多醛固酮所致。临床上以长期高血压伴低血钾为特征,亦有部分病人血钾正常,临床上常因此忽视了对本症的进一步检查。由于电解质代谢障碍,本症可有肌无力、周期性瘫痪、烦渴、多尿等症状。血压大多为轻、中度升高,约1/3表现为顽固性高血压。实验室检查有低血钾、高血钠、代谢性碱中毒、血浆肾素活性降低、血浆和尿醛固酮增多。血浆醛固酮/血浆肾素活性比值增大有较高的诊断敏感性和特异性。超声、放射性核素、CT、MRI可确立病变性质和部位。选择性双侧肾上腺静脉血激素测定,对诊断确有困难者有较高的诊断价值。

如果本症是肾上腺皮质腺瘤或癌肿所致,手术切除是最好的治疗方法。如果是肾上腺皮质增生,也可作肾上腺大部切除术,但效果相对较差,一般仍需使用降压药物治疗,选择醛固酮拮抗剂螺内酯和长效钙通道阻滞剂。

(四)嗜铬细胞瘤

嗜铬细胞瘤起源于肾上腺髓质、交感神经节和体内其他部位嗜铬组织,肿瘤间歇或持续释放过多肾上腺素、去甲肾上腺素与多巴胺。临床表现变化多端,典型的发作表现为阵发性血压升高伴心动过速、头痛、出汗、面色苍白。在发作期间可测定血或尿儿茶酚胺或其代谢产物3-甲氧基-4-羟基苦杏仁酸(VMA),如有显著增高,提示嗜铬细胞瘤。超声、放射性核素、CT或MRI可做定位诊断。

嗜铬细胞瘤大多为良性,约10%嗜铬细胞瘤为恶性,手术切除效果好。手术前或恶性病变已有多处转移无法手术者,选择α和β受体拮抗剂联合降压治疗。

(五)皮质醇增多症

皮质醇增多症主要是由于促肾上腺皮质激素(ACTH)分泌过多导致肾上腺皮质增生或者肾上腺皮质腺瘤,引起糖皮质激素过多所致。80%病人有高血压,同时有向心性肥胖、满月脸、水牛背、皮肤紫纹、毛发增多、血糖增高等表现。24小时尿中17-羟和17-酮类固醇增多、地塞米松抑制试验和肾上腺皮质激素兴奋试验有助于诊断。颅内蝶鞍X线检查、肾上腺CT和放射性核素肾上腺扫描可确定病变部位。治疗主要采用手术、放射和药物方法根治病变本身,降压治疗可采用利尿剂或与其他降压药物联合应用。

(六)主动脉缩窄

主动脉缩窄多数为先天性,少数是多发性大动脉炎所致。临床表现为上臂血压增高,而下肢血压不高或降低。在肩胛间区、胸骨旁、腋部有侧支循环的动脉搏动和杂音,胸部听诊有血管杂音。胸部X线检查可见肋骨受侧支动脉侵蚀引起的切迹。主动脉造影可确定诊断。治疗主要采用介入扩张支架植入或外科手术方法。

第六章 心肌疾病

【定义与分类】

心肌病是一组异质性心肌疾病,由不同病因(遗传性病因较多见)引起的心肌病变导致心肌机械和(或)心电功能障碍,常表现为心室肥厚或扩张。该病可局限于心脏本身,亦可为系统性疾病的部分表现,最终可导致心脏性死亡或进行性心力衰竭。由其他心血管疾病继发的心肌病理性改变不属于心肌病范畴,如心脏瓣膜病、高血压性心脏病、先天性心脏病、冠心病等所致的心肌病变。目前心肌病的分类具体如下。

遗传性心肌病:肥厚型心肌病、右心室发育不良心肌病、左心室致密化不全、糖原贮积症、先天性传导阻滞、线粒体肌病、离子通道病(包括长 QT 间期综合征、Brngada 综合征、短 QT 间期综合征、儿茶酚胺敏感室速等)。

混合性心肌病:扩张型心肌病、限制型心肌病。

获得性心肌病:感染性心肌病、心动过速心肌病、心脏气球样变、围生期心肌病。

本章未将离子通道病纳入叙述,3 种常见的心肌病比较见表 6-1。

表 6-1 3 种常见心肌病比较表

	DCM	RCM	HCM
超声心动图			
EF 值	症状明显时,<30%	25%~50%	>60%
LVEDd	≥60mm	<60mm	缩小
心室壁厚度	变薄	正常或增加	明显增厚
LA	增大	增大,甚至巨大	增大
瓣膜反流	先二尖瓣,后三尖瓣	有,一般不严重	二尖瓣反流
常见首发症状	耐力下降	耐力下降,水肿	耐力下降,可有胸痛

续　表

	DCM	RCM	HCM
心衰症状	左心衰先于右心衰	右心衰显著	晚期出现左心衰
常见心律失常	VT,传导阻滞和 AF	传导阻滞和 AF	VT 和 AF

注:DCM:扩张型心肌病;RCM:限制型心肌病;HCM:肥厚型心肌病;EF:射血分数;LVEDd:左心室舒张末期内径;LA:左心房;VT:室性心动过速;AF:心房纤颤

第一节　扩张型心肌病

扩张型心肌病(dilated cardiomyopathy,DCM)是一类以左心室或双心室扩大伴收缩功能障碍为特征的心肌病。该病较为常见,我国发病率为(13~84)/10 万。病因多样,约半数病因不详。临床表现为心脏扩大、心力衰竭、心律失常、血栓栓塞及猝死。本病预后差,确诊后 5 年生存率约50%,10 年生存率约25%。

【病因和发病机制】

多数 DCM 病例的原因不清,部分病人有家族遗传性。可能的病因包括感染、非感染的炎症、中毒(包括酒精等)、内分泌和代谢紊乱、遗传、精神创伤。

1.感染

病原体直接侵袭和由此引发的慢性炎症和免疫反应是造成心肌损害的机制。以病毒最常见,通过心内膜活检技术,在心内膜探及的常见病毒基因,包括柯萨奇病毒 B、ECHO 病毒、细小病毒 B-19,人疱疹病毒 6 型,脊髓灰质炎病毒、流感病毒、腺病毒等,其他较为少见的病毒还包括巨细胞病毒、单纯疱疹病毒、EB 病毒、人类免疫缺陷病毒等。

部分细菌、真菌、立克次体和寄生虫等也可引起心肌炎并发展为 DCM,如 Chagas 病(南美锥虫病),病原为克氏锥虫,通常经猎蝽虫叮咬传播。

2.炎症

肉芽肿性心肌炎:见于结节病和巨细胞性心肌炎,也可见于过敏性心肌炎。心肌活检有淋巴细胞、单核细胞和大量嗜酸性粒细胞浸润。此外,多发性肌炎和皮肌炎亦可以伴发心肌炎;其他多种结缔组织病如系统性血管炎、系统性红斑狼疮等均可直接或间接地累及心肌,引起获得性扩张型心肌病。

3. 中毒、内分泌和代谢异常

嗜酒是我国 DCM 的常见病因。化疗药物和某些心肌毒性药物和化学品,如多柔比星等蒽环类抗癌药物、锂制剂、依米丁。某些维生素和微量元素如硒的缺乏(克山病,为我国特有的地方性疾病)也能导致 DCM。嗜铬细胞瘤、甲状腺疾病等内分泌疾病也是 DCM 的常见病因。

4. 遗传

25%～50%的 DCM 病例有基因突变或家族遗传背景,遗传方式主要为常染色体显性遗传,X 染色体连锁隐性遗传及线粒体遗传较为少见。目前已发现超过 60 个基因的相关突变与家族遗传性或散发的 DCM 有关。有的为常染色体显性遗传,有的为 X 连锁遗传,这些致病基因编码多种蛋白,包括心肌细胞肌节蛋白、肌纤维膜蛋白、细胞骨架蛋白、闰盘蛋白、核蛋白、线粒体蛋白及多种离子通道。

5. 其他

围生期心肌病是较常见的临床心肌病。神经肌肉疾病如 Ducherme 型肌营养不良、Backer 型肌营养不良等也可以伴发 DCM。有些 DCM 和限制型心肌病存在重叠,如轻微扩张型心肌病、血色病、心肌淀粉样变、肥厚型心肌病(终末期)。

【病理解剖和病理生理】

以心腔扩大为主,肉眼可见心室扩张,室壁多变薄,纤维瘢痕形成,且常伴有附壁血栓。瓣膜、冠状动脉多无改变。组织学为非特异性心肌细胞肥大、变性,特别是程度不同的纤维化等病变混合存在,如有炎症过程参与可见多种炎症细胞浸润。

病变的心肌收缩力减弱将触发神经-体液机制,产生水钠潴留、加快心率、收缩血管以维持有效循环。但是这一代偿机制将使病变的心肌雪上加霜,造成更多心肌损害,最终进入失代偿阶段。

【临床表现】

1. 症状

本病起病隐匿,早期可无症状。临床主要表现为活动时呼吸困难和活动耐量下降。随着病情加重可以出现夜间阵发性呼吸困难和端坐呼吸等左心功能不全症状,并逐渐出现食欲下降、腹胀及下肢水肿等右心功能不全症状。合并心律失常时可表现心悸、头晕、黑蒙甚至猝死。持续顽固低血压往往是 DCM 终末期的表现。发生栓塞时常表现为相应脏器受累表现。

2. 体征

主要体征为心界扩大,听诊心音减弱,常可闻及第三或第四心音,心率快时呈奔马律,有时可于心尖部闻及收缩期杂音。肺部听诊可闻及湿啰音,可以仅局限于两肺底,随着心力衰竭加重和出现急性左心衰时湿啰音可以遍布两肺或伴哮鸣音。颈静脉怒张、肝大及外周水肿等右心衰竭导致的液体潴留体征也较为常见。长期肝淤血可以导致肝硬化、胆汁淤积和黄疸。心力衰竭控制不好的病人还常常出现皮肤湿冷。

【辅助检查】

1. 胸部 X 线检查

心影通常增大,心胸比>50%。可出现肺淤血、肺水肿及肺动脉压力增高的 X 线表现。有时可见胸腔积液。

2. 心电图

缺乏诊断特异性。可为 R 波递增不良、室内传导阻滞及左束支传导阻滞。QRS 波增宽常提示预后不良。严重的左心室纤维化还可出现病理性 Q 波,需除外心肌梗死。常见 ST 段压低和 T 波倒置。可见各类期前收缩、非持续性室速、房颤、传导阻滞等多种心律失常同时存在。

3. 超声心动图

是诊断及评估 DCM 最常用的重要检查手段。疾病早期可仅表现为左心室轻度扩大,后期各心腔均扩大,以左心室扩大为著。室壁运动普遍减弱,心肌收缩功能下降,左心室射血分数显著降低。二尖瓣、三尖瓣本身虽无病变,但由于心腔明显扩大,导致瓣膜在收缩期不能退至瓣环水平而关闭不全。

4. 心脏磁共振(CMR)

CMR 对于心肌病诊断、鉴别诊断及预后评估均有很高价值。有助于鉴别浸润性心肌病、致心律失常型右心室心肌病、心肌致密化不全、心肌炎、结节病等疾病。CMR 钆延迟增强显像与 DCM 的全因死亡率、心衰住院率和心脏性猝死增高相关。

5. 心肌核素显像

运动或药物负荷心肌显像可用于除外冠状动脉疾病引起的缺血性心肌病。核素血池扫描可见舒张末期和收缩末期左心室容积增大,左心室射血分数降低,但一般不用于心功能评价。

6. 冠状动脉 CT 检查(CTA)

CTA 可以发现明显的冠状动脉狭窄等病变,有助于除外因冠状动脉狭窄造成心肌缺血、坏死的缺血性心肌病。

7. 血液和血清学检查

DCM 可出现脑钠肽(BNP)或 N 末端脑钠肽前体(NT-proBNP)升高,此有助于鉴别呼吸困难的原因。部分病人也可出现心肌肌钙蛋白 I 轻度升高,但缺乏诊断特异性。

血常规、电解质、肝肾功能等常规检查有助于明确有无贫血、电解质失衡、肝硬化及肾功能不全等疾病,这些检查虽然对扩张型心肌病的诊断无特异性,但有助于对病人总体情况的评价和判断预后。临床尚需要根据病人的合并情况,选择性进行如内分泌功能、炎症及免疫指标、病原学等相关检查。

8. 冠状动脉造影和心导管检查

冠状动脉造影无明显狭窄有助于除外冠状动脉性心脏病。心导管检查不是DCM 诊断的常用和关键检查。在疾病早期大致正常,在出现心力衰竭时可见左、右心室舒张末期压,左心房压和肺毛细血管楔压增高,心搏量及心脏指数减低。

9. 心内膜心肌活检(endomyocardial biopsy,EMB)

主要适应证包括:近期出现的原因不明的突发严重心力衰竭、可伴有严重心律失常,对药物治疗反应差。尤其对怀疑暴发性淋巴细胞心肌炎的病例,这些病人通过血流动力学支持后预后很好,通过 EMB 尽快明确诊断对治疗有指导作用。心内膜心肌活检还可以确诊巨噬细胞心肌炎,有助于及时启动免疫抑制治疗。此检查也有助于决定病人应该尽早心脏移植还是先用心室辅助泵。

【诊断与鉴别诊断】

对于有慢性心力衰竭临床表现,超声心动图检查有心腔扩大与心脏收缩功能减低,即应考虑 DCM。

鉴别诊断主要应该除外引起心脏扩大、收缩功能减低的其他继发原因,包括心脏瓣膜病、高血压性心脏病、冠心病、先天性心脏病等。可通过病史、查体及超声心动图、心肌核素显像、CMR、CTA、冠脉造影等检查进行鉴别,必要时做 EMB。

诊断家族性 DCM 首先应除外各种继发性及获得性心肌病。家族性发病是依据在一个家系中包括先证者在内有两个或两个以上 DCM 病人，或在病人的一级亲属中有不明原因的 35 岁以下猝死者。仔细询问家族史对于诊断极为重要。家庭成员基因筛查有助于确诊。

【治疗】

治疗旨在阻止基础病因介导的心肌损害，阻断造成心力衰竭加重的神经体液机制，去除心力衰竭加重的诱因，控制心律失常和预防猝死，预防各种并发症的发生如血栓栓塞，提高临床心功能、生活质量和延长生存。

（一）病因及加重诱因的治疗

应积极寻找病因，给予相应的治疗，如控制感染、严格限酒或戒酒、治疗相应的内分泌疾病或自身免疫病，纠正液体负荷过重及电解质紊乱，改善营养失衡等。

（二）针对心力衰竭的药物治疗

在疾病早期，虽然已出现心脏扩大、收缩功能损害，但尚无心力衰竭的临床表现。此阶段应积极地进行早期药物干预治疗，包括 β 受体拮抗剂、ACEI 或 ARB，可减缓心室重构及心肌进一步损伤，延缓病变发展。随病程进展，心室收缩功能进一步减低，并出现心力衰竭的临床表现。此阶段应按慢性心力衰竭治疗指南进行治疗：

1. ACEI 或 ARB 的应用

所有 LVEF<40% 的心力衰竭病人若无禁忌证均应使用 ACEI，从小剂量开始，逐渐递增，直至达到目标剂量，滴定剂量和过程需个体化。对于部分 ACEI 不能耐受（如咳嗽）的病人可以考虑使用 ARB。

2. β 受体拮抗剂

所有 LVEF<40% 的病人若无禁忌都应使用 β 受体拮抗剂，包括卡维地洛、琥珀酸美托洛尔和比索洛尔。应在 ACEI 和利尿剂的基础上加用，需从小剂量开始，逐步加量，以达到目标剂量或最大耐受剂量。

3. 盐皮质激素受体拮抗剂（mineralocorticoid receptor antagonist，MRA）

包括依普利酮和螺内酯，为保钾利尿剂。对于在 ACEI 和 β 受体拮抗剂基础上仍有症状且无肾功能严重受损的病人应该使用，但应密切监测电解质水平，后者可引起少数男性病人乳房发育。

4. 肼屈嗪和二硝酸异山梨酯

此两种药物合用作为 ACEI 和 ARB 不能耐受病人的替代。对于非洲裔病人，这种药物组合可用于那些使用 ACEI、β 受体拮抗剂和 MRA 后临床心功能仍为 Ⅲ ~ Ⅳ级的病人，以降低死亡率和心衰再住院率。

5. 伊伐布雷定

窦房结 I_f 通道阻滞剂，它能减慢心率同时不影响心肌收缩力，但对房颤时的心室率控制无作用。经过目标剂量或最大耐受量的 β 受体拮抗剂、ACEI 或 ARB 和醛固酮拮抗剂后仍有症状，射血分数≤35%且窦性心率仍≥70 次/分的病人，应考虑使用伊伐布雷定以降低心衰住院与心血管死亡风险。对于 LVEF≤35%的症状性慢性心衰病人，如不能耐受 β 受体拮抗剂或有使用禁忌，且静息窦性心率≥70 次/分，应该使用伊伐布雷定。

6. 血管紧张素受体脑啡肽酶抑制剂（ARNI）

是脑啡肽酶抑制剂和血管紧张素 Ⅱ 受体拮抗剂缬沙坦组成的一种复方制剂。若射血分数减低的心衰病人经过 ACEI、β 受体拮抗剂和醛固酮拮抗剂充分治疗后病人仍有症状，应使用 ARNI 替代 ACEI，以进一步降低心衰住院与死亡风险。

7. 利尿剂的应用

能有效改善胸闷、气短和水肿等症状。通常从小剂量开始，如呋塞米每日 20mg 或氢氯噻嗪每日 25mg，根据尿量及体重变化调整剂量。

8. 洋地黄

主要用于 ACEI（ARB）、β 受体拮抗剂、MRA 治疗后仍有症状，或者不能耐受 β 受体拮抗剂的病人，能有效改善症状，尤其用于减慢心力衰竭伴房颤病人的心室率。

上述药物中 ACEI、β 受体拮抗剂和 MRA 对改善预后有明确的疗效，近年问世的新药伊伐布雷定和 ARNI 改善收缩性心衰的预后作用也逐渐被临床试验所证实。而其他药物对远期生存的影响尚缺乏充分证据，但能有效改善症状。值得指出的是，临床上一般不宜将 ACEI、ARB、MRA 三者合用。噻唑烷二酮（thiazolinedi-ones）如格列酮类（glitazones）可能加重心力衰竭，应该避免使用；NSAIDs 或 COX-2 抑制剂可能造成水、钠潴留，也应该避免使用。地尔硫卓及维拉帕米有负性肌力作用,应避免使用。

（三）心力衰竭的心脏再同步化治疗（CRT）

CRT是通过植入带有左心室电极的起搏器,同步起搏左、右心室而使心室的收缩同步化。这一治疗对部分心力衰竭病人有显著疗效。病人需要在药物治疗的基础上选用。

（四）心力衰竭其他治疗

严重心力衰竭内科治疗无效的病例可考虑心脏移植。在等待期如有条件可行左心机械辅助循环,以改善循环。也有试行左心室成形术者,通过切除部分扩大的左心室同时置换二尖瓣,以减轻反流、改善心功能,但疗效尚不确定。

（五）抗凝治疗

血栓栓塞是常见的并发症,对于有房颤或已经有附壁血栓形成或有血栓栓塞病史的病人,须长期服用华法林或新型口服抗凝药物等抗凝治疗。

（六）心律失常和心脏性猝死的防治

对于房颤的治疗可参考心律失常相关章节。植入型心律转复除颤器（ICD）预防心脏猝死的适应证包括:①有持续性室速史;②有室速、室颤导致的心跳骤停史;③LVEF<35%,NYHA心功能分级为Ⅱ～Ⅲ级,预期生存时间>1年,且有一定生活质量。

【特殊类型心肌病】

DCM中部分病因比较明确,具有很独特的临床特点。

1. 酒精性心肌病

长期大量饮酒可能导致酒精性心肌病。其诊断依据包括:有符合扩张型心肌病的临床表现;有长期过量饮酒史（WHO标准:女性>40g/d,男性>80g/d,饮酒5年以上）;既往无其他心脏病病史或通过辅助检查能排除其他引起扩张型心肌病的病因如结缔组织病、内分泌性疾病等。若能早期戒酒,多数病人心脏情况能逐渐改善或恢复。

2. 围生期心肌病

既往无心脏病的女性于妊娠最后1个月至产后5个月内发生心力衰竭,临床表现符合扩张型心肌病特点,可以诊断本病。其发生率约为1/（1300～4000）次分娩。发病具有明显的种族特点,以非洲黑种人发病率最高。高龄和营养不良、近期出现妊娠期高血压疾病、双胎妊娠及宫缩抑制剂治疗与本病发生有一定关系。通常预后良好,但再次妊娠常引起疾病复发。

3. 心动过速性心肌病

多见于房颤或室上性心动过速。临床表现符合扩张型心肌病特点。有效控制心室率是关键,同时需要采用阻断神经-体液激活的药物包括 ACEI、β 受体拮抗剂和 MRA 等。

4. 致心律失常性右心室心肌病

致心律失常性右心室心肌病又称为致心律失常性右心室发育不良,是一种遗传性心肌病,以右心室心肌逐渐被脂肪及纤维组织替代为特征,左心室亦可受累。青少年发病,临床以室性心动过速、右心室扩大和右心衰竭等为特点。心电图 V_1 导联可见特殊的 epsilon 波。病人易猝死。

5. 心肌致密化不全

属于遗传性心肌病。病人胚胎发育过程中心外膜到心内膜致密化过程提前终止。临床表现为左心衰和心脏扩大。超声心动图检查左心室疏松层与致密层比例 >2,但是其特异性与敏感性欠佳。CMR 是另一有效诊断工具。临床处理主要是心力衰竭对症治疗。有左束支阻滞的病人置入 CRT 可望获得良好效果。

6. 心脏气球样变

本病少见。发生与情绪急剧激动或精神刺激等因素有关,如亲人过世、地震或某种侵入性手术操作后等,故又称"伤心综合征"。临床表现为突发胸骨后疼痛伴心电图 ST 段抬高或压低,伴或不伴 T 波倒置。冠状动脉造影除外狭窄。左心室功能受损,心室造影或超声心动图显示心室中部和心尖部膨出。临床过程呈一过性。支持和安慰是主要的治疗手段。β 受体拮抗剂治疗可望减少心脏破裂的发生。

7. 缺血性心肌病

冠状动脉粥样硬化多支病变造成的弥漫性心脏扩大和心力衰竭称为缺血性心肌病,此有别于其他原因不明的扩张型心肌病。虽然欧美指南中都把冠状动脉疾病排除在心肌病的病因之外,但是文献中通常接受这一定义。

第二节　肥厚型心肌病

肥厚型心肌病（hypertrophic cardiomyopathy, HCM）是一种遗传性心肌病，以心室非对称性肥厚为解剖特点，是青少年运动猝死的最主要原因之一。根据左心室流出道有无梗阻，又可分为梗阻性和非梗阻性 HCM。国外报道人群患病率为200/10 万。我国有调查显示患病率为 180/10 万。

本病预后差异很大，是青少年和运动猝死的一个最主要原因，少数进展为终末期心衰，另有少部分出现心衰、房颤和栓塞。不少病人症状轻微，预期寿命可以接近常人。

【病因与分子遗传学】

HCM 为常染色体显性遗传，具有遗传异质性。目前已发现至少 18 个疾病基因和 500 种以上变异，约占 HCM 病例的一半，其中最常见的基因突变为 β-肌球蛋白重链及肌球蛋白结合蛋白 C 的编码基因。HCM 的表型呈多样性，与致病的突变基因、基因修饰及不同的环境因子有关。

【病理生理】

在梗阻性 HCM 病人，左心室收缩时快速血流通过狭窄的流出道产生负压，引起二尖瓣前叶前向运动，加重梗阻。此作用在收缩中、后期较明显。有些病人静息时左室流出道梗阻不明显，运动后变为明显。静息或运动负荷超声显示左心室流出道压力阶差≥30mmHg 者，属梗阻性 HCM，约占 70%。

HCM 病人胸闷、气短等症状的出现与左心室流出道梗阻、左心室舒张功能下降、小血管病变造成心肌缺血等因素有关。

【病理改变】

大体解剖主要为心室肥厚，尤其是室间隔肥厚，部分病人的肥厚部位不典型，可以是左心室靠近心尖部位。组织学改变有 3 大特点：心肌细胞排列紊乱、小血管病变、瘢痕形成。

【临床表现】

1. 症状

最常见的症状是劳力性呼吸困难和乏力,其中前者可达90%以上,夜间阵发性呼吸困难较少见。1/3的病人可有劳力性胸痛。最常见的持续性心律失常是房颤。部分病人有晕厥,常于运动时出现,与室性快速型心律失常有关。该病是青少年和运动员猝死的主要原因。

2. 体征

体格检查可见心脏轻度增大,可闻及第四心音。流出道梗阻的病人可于胸骨左缘第3~4肋间闻及较粗糙的喷射性收缩期杂音。心尖部也常可听到收缩期杂音,这是因为而二尖瓣前叶移向室间隔导致二尖瓣关闭不全。增加心肌收缩力、减轻心脏后负荷的药物和动作,如应用正性肌力药、作Valsalva动作、取站立位、含服硝酸甘油等均可使杂音增强;相反凡减弱心肌收缩力或增加心脏后负荷的因素,如使用β受体拮抗剂、取蹲位等均可使杂音减弱。

【辅助检查】

1. 胸部X线检查

普通胸部X线检查示心影可以正常大小或左心室增大。

2. 心电图

变化多端。主要表现为QRS波左心室高电压、倒置T波和异常q波。左心室高电压多在左胸导联。ST压低和T波倒置多见Ⅰ、aVL、$V_4 \sim V_6$导联。少数病人可有深而不宽的病理性Q波(图23-2、图23-3),见于导联Ⅰ、aVLⅡ、Ⅲ、aVF和某些胸导联。此外,病人同时可伴有室内传导阻滞和其他各类心律失常。

3. 超声心动图

是临床最主要的诊断手段。心室不对称肥厚而无心室腔增大为其特征。舒张期室间隔厚度达15mm。伴有流出道梗阻的病例可见室间隔流出道部分向左心室内突出、二尖瓣前叶在收缩期前移(systolic anterior motion,SAM)、左心室顺应性降低致舒张功能障碍等。值得强调的是,室间隔厚度未达标不能完全除外本病诊断。静息状态下无流出道梗阻需要评估激发状态下的情况。

部分病人心肌肥厚限于心尖部,尤以前侧壁心尖部为明显,如不仔细检查,容易漏诊。

4. 心脏磁共振

CMR 显示心室壁局限性(室间隔多见)或普遍性增厚,同位素钆延迟增强扫描可见心肌呈片状强化,梗阻性 HCM 可见左心室流出道狭窄、SAM 征、二尖瓣关闭不全。

5. 心导管检查和冠状动脉造影

心导管检查可显示左心室舒张末期压力增高。有左心室流出道狭窄者在心室腔与流出道之间存在收缩期压力阶差,心室造影显示左心室变形,可呈香蕉状、犬舌状或纺锤状(心尖部肥厚时)。冠状动脉造影多无异常,对于除外那些有疑似心绞痛症状和心电图 ST-T 改变的病人有重要鉴别价值。

6. 心内膜心肌活检

可见心肌细胞肥大、排列紊乱、局限性或弥散性间质纤维化。心肌活检对除外浸润性心肌病有重要价值,用于除外淀粉样变、糖原贮积症等。

【诊断与鉴别诊断】

1. 诊断标准

根据病史及体格检查,超声心动图示舒张期室间隔厚度达 15mm。近年来 CMR 越来越多地用于诊断。如有阳性家族史(猝死、心肌肥厚等)更有助于诊断。基因检查有助于明确遗传学异常。

2. 鉴别诊断

鉴别诊断需要除外左心室负荷增加引起的心室肥厚,包括高血压性心脏病、主动脉瓣狭窄、先天性心脏病、运动员心脏肥厚等。

此外,还需要除外异常物质沉积引起的心肌肥厚:淀粉样变、糖原贮积症;其他相对少见的全身疾病如嗜铬细胞瘤、Fabry 病、血色病、心面综合征、线粒体肌病、Danon 病、遗传性共济失调及某些遗传代谢性疾病也可引起心肌肥厚,但常有其他系统受累表现有助于鉴别。

【治疗】

HCM 的治疗旨在改善症状、减少合并症和预防猝死。其方法是通过减轻流出道梗阻、改善心室顺应性、防治血栓栓塞事件、识别高危猝死病人。治疗需要个体化。

(一)药物治疗

药物治疗是基础。针对流出道梗阻的药物主要有β受体拮抗剂和非二氢吡啶类钙通道阻滞剂。当出现充血性心力衰竭时需要采用针对性处理。对房颤病人需要抗凝治疗。值得指出的是,对于胸闷不适的病人在使用硝酸酯类药物时需要注意除外流出道梗阻,以免使用后加重。

1.减轻左心室流出道梗阻

β受体拮抗剂是梗阻性HCM的一线治疗用药,可改善心室松弛,增加心室舒张期充盈时间,减少室性及室上性心动过速。非二氢吡啶类钙通道阻滞剂也具有负性变时和减弱心肌收缩力作用,可改善心室舒张功能,对减轻左心室流出道梗阻也有一定治疗效果,可用于那些不能耐受β受体拮抗剂的病人。由于担心β受体拮抗剂与钙通道阻滞剂联合治疗出现心率过缓和低血压,一般不建议合用。此外,丙吡胺能减轻左心室流出道梗阻,也是候选药物,但口干、眼干和便秘等心脏外副作用相对多见。

2.针对心力衰竭的治疗

疾病后期可出现左心室扩大,左心室收缩功能减低,慢性心功能不全的临床表现。治疗药物选择与其他原因引起的心力衰竭相同,包括ACEI、ARB、β受体拮抗剂、利尿剂、螺内酯甚至地高辛。

3.针对房颤

HCM最常见的心律失常是房颤,发生率达20%。胺碘酮能减少阵发性房颤发作。对持续性房颤,可予β受体拮抗剂控制心室率。除非禁忌,一般需考虑口服抗凝药治疗。

(二)非药物治疗

1.手术治疗

对于药物治疗无效、心功能不全(NYHA Ⅲ～Ⅳ级)病人,若存在严重流出道梗阻(静息或运动时流出道压力阶差大于50mmHg),需要考虑行室间隔切除术。目前美国和欧洲共识将手术列入合适病人的首选治疗。

2.酒精室间隔消融术

经冠状动脉间隔支注入无水酒精造成该供血区域心室间隔坏死,此法可望减轻部分病人左心室流出道梗阻及二尖瓣反流,改善心力衰竭症状。其适应证大致同室间隔切除术。由于消融范围的不确定性,部分病人需要重复消融,长期预后尚不清楚,目前主要针对那些年龄过大、手术耐受差、并发症多、缺乏精良手术医师的情况。

3.起搏治疗

对于其他病因有双腔起搏置入适应证的病人,选择最佳的房室起搏间期并放置右心室心尖起搏可望减轻左心室流出道梗阻。对于药物治疗效果差而又不太适合手术或消融的病人可以选择双腔起搏。

(三)猝死的风险评估和 ICD 预防

HCM 是青年和运动员心脏性猝死最常见的病因。ICD 能有效预防猝死的发生。预测高危风险的因素包括:曾经发生过心搏骤停、一级亲属中有 1 个或多个HCM 猝死发生、左心室严重肥厚(≥30mm)、左室流出道高压力阶差、Holter 检查发现反复非持续室性心动过速、运动时出现低血压、不明原因晕厥(尤其是发生在运动时)。

第三节　　限制型心肌病

限制型心肌病(restrictive cardiomyopathy,RCM)是以心室壁僵硬度增加、舒张功能降低、充盈受限而产生临床右心衰症状为特征的一类心肌病。病人心房明显扩张,但早期左心室不扩张,收缩功能多正常,室壁不增厚或仅轻度增厚。随着病情进展左心室收缩功能受损加重,心腔可以扩张。除外某些有特殊治疗方法的病例,确诊后 5 年生存期仅约 30%。

【病因与分类】

RCM 属于混合性心肌病,约一半为特发性,另一半为病因清楚的特殊类型,后者中最多的为淀粉样变。

本病通常分为以下 3 类:①浸润性:细胞内或细胞间有异常物质或代谢产物堆积,常见的疾病包括淀粉样变性、结节病、血色病、糖原贮积症、戈谢病、Fabry 病;

②非浸润性：包括特发性 RCM，部分可能属于和其他类型心肌病重叠的情况如轻微扩张型心肌病、肥厚型/假性 HCM，病理改变以纤维化为特征的硬皮病以及糖尿病心肌病等；③心内膜病变性：病变累及心内膜为主，如病理改变与纤维化有关的心内膜弹力纤维增生症、高嗜酸性粒细胞综合征、放射性、蒽环类抗生素等药物，以及类癌样心脏病和转移性癌等。

【病理改变与病理生理】

主要的病理改变为心肌纤维化、炎症细胞浸润和心内膜面瘢痕形成。这些病理改变使心室壁僵硬、充盈受限，心室舒张功能减低，心房后负荷增加使心房逐渐增大，静脉回流受阻，静脉压升高。

【临床表现】

主要表现为活动耐量下降、乏力、呼吸困难。随病程进展，逐渐出现肝大、腹腔积液、全身水肿。右心衰较重为本病临床特点。

体格检查可见颈静脉怒张，心脏听诊常可闻及奔马律，血压低常预示预后不良。可有肝大、移动性浊音阳性、下肢可凹性水肿。

【辅助检查】

1.实验室检查

继发性病人可能伴随相应原发病的实验室异常，如淀粉样变性病人可能有尿本周蛋白。BNP 在限制型心肌病病人明显增高，而在缩窄性心包炎病人一般不会很高。

2.心电图

心肌淀粉样变病人常常为低电压。QRS 波异常和 ST-T 改变在 RCM 较缩窄性心包炎明显。

3.超声心动图

双心房扩大和心室肥厚见于限制型心肌病。心肌呈磨玻璃样改变常常是心肌淀粉样变的特点。心包增厚和室间隔抖动征见于缩窄性心包炎。

4.X 线片、CTA、CMR

胸片中见心包钙化，CT 和 CMR 见心包增厚提示缩窄性心包炎为可能的病因。

CTA 见严重冠状动脉狭窄提示缺血性心肌病是心肌损害的可能原因。CMR 检查对某些心肌病有重要价值,如心肌内呈颗粒样的钆延迟显像见于心肌淀粉样变性。

5. 心导管检查

与缩窄性心包炎病例相比,RCM 的特点包括:①肺动脉(收缩期)压明显增高(常>50mmHg)舒张压的变化较大;③右心室舒张压相对较低(缩窄性心包炎达 1/3 收缩压峰值以上)等。

6. 心内膜心肌活检

相对正常的病理结果支持心包炎诊断。对于心肌淀粉样变性和高嗜酸性粒细胞综合征等具有确诊的价值。

【诊断与鉴别诊断】

根据运动耐力下降、水肿病史及右心衰等临床症状,如果病人心电图肢导联低电压、超声心动图见双房大、室壁不厚或增厚、左心室不扩大而充盈受限,应考虑 RCM。

心肌淀粉样变的心脏超声显示心室壁呈磨玻璃样改变。其他引起 RCM 的全身疾病包括血色病、结节病、高嗜酸性粒细胞综合征、系统性硬化症等。病史中需要询问放射、放疗史、药物使用史等。

鉴别诊断应除外缩窄性心包炎,两者的临床表现及血流动力学改变十分相似。缩窄性心包炎病人以往可有活动性心包炎或心包积液病史。查体可有奇脉、心包叩击音。胸部 X 线有时可见心包钙化。超声心动图有时可见心包增厚、室间隔抖动征。而 RCM 常有双心房明显增大、室壁可增厚。CMR 可见部分室壁延迟强化。

心导管压力测定有助于和缩窄性心包炎的鉴别。心内膜心肌活检有助于发现 RCM 的继发病因。

【治疗】

原发性 RCM 无特异性治疗手段,主要为避免劳累、呼吸道感染等加重心力衰竭的诱因。该病引起的心力衰竭对常规治疗反应不佳,往往成为难治性心力衰竭。对于继发性 RCM,部分疾病有针对病因的特异性治疗。

第四节　心肌炎

心肌炎是心肌的炎症性疾病。最常见病因为病毒感染。细菌、真菌、螺旋体、立克次体、原虫、蠕虫等感染也可引起心肌炎，但相对少见。非感染性心肌炎的病因包括药物、毒物、放射、结缔组织病、血管炎、巨细胞心肌炎、结节病等。起病急缓不定，少数呈暴发性导致急性泵衰竭或猝死。病程多有自限性，但也可进展为扩张型心肌病。本节重点叙述病毒性心肌炎。

【病因】

多种病毒都可能引起心肌炎。柯萨奇 B 组病毒，细小病毒 B-19，人疱疹病毒 6 型，孤儿（Echo）病毒，脊髓灰质炎病毒等为常见病毒。柯萨奇 B 组病毒是最为常见的致病原因，约占 30%～50%。此外，人类腺病毒、流感、风疹、单纯疱疹、脑炎、肝炎（A、B、C 型）病毒以及 EB 病毒、巨细胞病毒和人类免疫缺陷病毒（HIV）等都能引起心肌炎。

病毒性心肌炎的发病机制包括：①病毒直接作用；②病毒与机体的免疫反应共同作用。直接作用造成心肌直接损害。而病毒介导的免疫损伤主要是由 T 淋巴细胞介导。此外还有多种细胞因子和 NO 等介导的心肌损害和微血管损伤。这些变化均可损害心肌组织结构和功能。

【临床表现】

1. 症状

病毒性心肌炎病人临床表现取决于病变的广泛程度与部位，轻者可完全没有症状，重者甚至出现心源性休克及猝死。多数病人发病前 1～3 周有病毒感染前驱症状，如发热、全身倦怠感和肌肉酸痛，或恶心、呕吐等消化道症状。随后可以有心悸、胸痛、呼吸困难、水肿，甚至晕厥、猝死。临床诊断的病毒性心肌炎绝大部分是以心律失常为主诉或首见症状，其中少数可因此发生晕厥或阿-斯综合征。

2. 体征

查体常有心律失常，以房性与室性期前收缩及房室传导阻滞最为多见。心率可增快且与体温不相称。听诊可闻及第三、第四心音或奔马律，部分病人可于心尖部闻及收缩期吹风样杂音。心衰病人可有颈静脉怒张、肺部湿啰音、肝大等体征。重症可出现血压降低、四肢湿冷等心源性休克体征。

【辅助检查】

1. 胸部 X 线检查

可见心影扩大,有心包积液时可呈烧瓶样改变。

2. 心电图

常见 ST-T 改变,包括 ST 段轻度移位和 T 波倒置。合并急性心包炎的病人可有 aVR 导联以外 ST 段广泛抬高,少数可出现病理性 Q 波。可出现各型心律失常,特别是室性心律失常和房室传导阻滞等。

3. 超声心动图检查

可正常,也可显示左心室增大,室壁运动减低,左心室收缩功能减低,附壁血栓等。合并心包炎者可有心包积液。

4. 心脏磁共振

对心肌炎诊断有较大价值。典型表现为 T1 和 T2 信号强度增加提示水肿,心肌早期钆增强提示心肌充血,钆延迟增强扫描可见心外膜下或心肌中层片状强化。心肌损伤标志物检查可有心肌肌酸激酶(CK-MB)及肌钙蛋白(T 或 I)增高。

5. 非特异性炎症指标检测

红细胞沉降率加快,C 反应蛋白等非特异性炎症指标常升高。

6. 病毒血清学检测

仅对病因有提示作用,不能作为诊断依据。确诊有赖于检出心内膜、心肌或心包组织内病毒、病毒抗原、病毒基因片段或病毒蛋白。

7. 心内膜心肌活检(EMB)

除用于确诊本病外,还有助于病情及预后的判断。因其有创,本检查主要用于病情急重、治疗反应差、原因不明的病人。对于轻症病人,一般不常规检查。

【诊断与鉴别诊断】

1. 诊断标准

病毒性心肌炎的诊断主要为临床诊断。根据典型的前驱感染史、相应的临床表现及体征、心电图、心肌酶学检查或超声心动图、CMR 显示的心肌损伤证据,应考虑此诊断。确诊有赖于 EMB。

2. 鉴别诊断

应注意排除甲状腺功能亢进、二尖瓣脱垂综合征以及影响心功能的其他疾病如结缔组织病、血管炎、药物及毒物等引起的心肌炎。可采用 EMB 来明确诊断。

【治疗】

病毒性心肌炎尚无特异性治疗,应该以针对左心功能不全的支持治疗为主。病人应避免劳累,适当休息。出现心力衰竭时酌情使用利尿剂、血管扩张剂、ACEI 等。出现快速型心律失常者,可采用抗心律失常药物。高度房室传导阻滞或窦房结功能损害而出现晕厥或明显低血压时,可考虑使用临时心脏起搏器。

经 EBM 明确诊断的病毒性心肌炎,心肌心内膜持续有病毒相关基因、抗原检出,无论组织学是否提示炎症活动(大量炎症细胞浸润),均建议给予特异性抗病毒治疗。丙种球蛋白的疗效目前尚不肯定。

此外,临床上还可应用促进心肌代谢的药物如腺苷三磷酸、辅酶 A、环腺苷酸等。

暴发性心肌炎和重症心肌炎进展快、死亡率高,在药物治疗基础上保证心肺支持系统十分重要。

第七章　先天性心血管病

第一节　成人常见先天性心血管病

先天性心血管病是指心脏及大血管在胎儿期发育异常引起的、在出生时病变即已存在的疾病,简称先心病。在我国,先心病的发病率为 0.7%~0.8%。成人常见先天性心血管病见表 7-1。

表 7-1　成人常见先天性心血管病

部位	畸形	血流动力学
心房	房间隔缺损	左向右分流
	卵圆孔未闭	房水平分流较小
心室	室间隔缺损	左向右分流
瓣膜	二叶主动脉瓣	无分流
	肺动脉瓣狭窄	无分流
	三尖瓣下移	无分流
血管	动脉导管未闭	左向右分流
	主动脉缩窄	无分流
	主动脉窦瘤	窦瘤破裂多发生左向右分流
	冠状动脉瘘	多发生左向右分流
复杂	法洛四联症	右向左分流

一、房间隔缺损

房间隔缺损(atrial septal defect,ASD)是最常见的成人先天性心脏病,占成人先天性心脏病的20%~30%,男女发病率之比为1∶(1.5~3),且有家族遗传倾向。

【病理解剖】

房间隔缺损一般分为原发孔缺损和继发孔缺损。后者又分为中央型缺损、下腔型缺损、上腔型缺损和混合型缺损，以中央型缺损最多见，也可有多个缺损同时存在。

【病理生理】

房间隔缺损对血流动力学的影响主要取决于分流量的多少。分流量的多少除取决于缺损口大小，还与左、右心室的顺应性和体、肺循环的相对阻力有关。持续的肺血流量增加导致肺淤血，使右心容量负荷增加，肺血管顺应性下降，从功能性肺动脉高压发展为器质性肺动脉高压，右心系统压力随之持续增高直至超过左心系统的压力，使原来的左向右分流逆转为右向左分流而出现青紫。

【临床表现】

一般无症状，随病情发展可出现劳力性呼吸困难、心律失常、右心衰竭等，晚期约有 15% 病人因重度肺动脉高压出现右向左分流而有青紫，形成艾森门格综合征。

体格检查最典型的体征为肺动脉瓣区第二心音亢进呈固定性分裂，并可闻及 Ⅱ～Ⅲ级收缩期喷射性杂音。

【辅助检查】

1. 心电图

可有电轴右偏、右室肥大、右束支传导阻滞等表现。

2. X 线检查

可见右房、右室增大，肺动脉段突出及肺血管影增加。

3. 超声心动图

具有确诊价值。

4. 心导管检查

可以测量心房水平的分流量以及肺循环阻力。

【诊断与鉴别诊断】

典型的心脏听诊、心电图、X 线表现可提示房间隔缺损存在，超声心动图可以确诊。应与肺静脉畸形引流、肺动脉瓣狭窄及小型室间隔缺损等鉴别。

【治疗】

对于成人房间隔缺损病人,只要超声检查有右室容量负荷增加的证据,就应尽早关闭缺损。房间隔缺损的治疗方法包括介入治疗和外科开胸手术两种。

1. 介入治疗

参见本章第二节。

2. 手术治疗

在未开展介入手术治疗以前,对所有单纯房间隔缺损已引起血流动力学改变者均应手术治疗。

【预后】

死亡原因常为心力衰竭,其次为肺部感染、肺动脉血栓形成或栓塞。

二、室间隔缺损

室间隔缺损,也是一种常见的先天性心脏畸形,约占成人先天性心血管疾病的10%~20%。可单独存在,亦可与其他畸形合并发生。

【病理解剖】

室间隔由膜部、漏斗部和肌部三部分组成。根据缺损的部位,室间隔缺损可分为膜部缺损,最常见;漏斗部缺损,又可分为干下型和嵴内型;肌部缺损。

【病理生理】

室间隔缺损必然导致心室水平的左向右分流,其血流动力学效应为:①肺循环血量增多;②左室容量负荷增大;③体循环血量下降;④晚期可形成 Eisenmenger 综合征。

【临床表现】

一般根据血流动力学受影响的程度,症状轻重等,临床上分为大、中、小型室间隔缺损。

1. 小型室间隔缺损

此类病人通常无症状,沿胸骨左缘第 3~4 肋间可闻及Ⅳ~Ⅵ级全收缩期杂音伴震颤,P_2 心音可有轻度分裂,无明显亢进。

2. 中型室间隔缺损

部分病人有劳力性呼吸困难。听诊除在胸骨左缘可闻及全收缩期杂音伴震颤外,并可在心尖区闻及舒张中期反流性杂音,P_2 心音可轻度亢进。

3. 大型室间隔缺损

因血流动力学影响严重,存活至成人期者较少见,且常因出现右向左分流而呈现青紫;并有呼吸困难及负荷能力下降。胸骨左缘收缩期杂音常减弱至Ⅲ级左右,P_2 心音亢进;有时可闻及因继发性肺动脉瓣关闭不全而致的舒张期杂音。

【辅助检查】

1. 心电图

室间隔小缺损时心电图可正常或电轴左偏,较大室间隔缺损时可有左室或双室肥大。

2. X 线检查

小型室间隔缺损可无异常征象;中型室间隔缺损可见肺血增加,心影略向左增大;大型室间隔缺损主要表现为肺动脉及其主要分支明显扩张,但在肺野外 1/3 血管影突然减少,心影大小不一。

3. 超声心动图

是确诊本病的主要无创方法。

4. 心导管检查

可以测量心室水平的分流量以及肺循环阻力。

【诊断与鉴别诊断】

典型室间隔缺损根据临床表现及超声心动图即可确诊。需与肺动脉瓣狭窄、肥厚型心肌病鉴别,合并肺动脉高压者应与原发性肺动脉高压及法洛四联症鉴别。

【治疗】

1. 介入治疗

参见本章第二节。

2. 手术治疗

室间隔缺损修补术。伴明显肺动脉压增高,肺血管阻力>7Wood 单位者不宜手术。

【预后】

缺损面积较小者预后良好,较大缺损伴有严重肺动脉高压者预后极差。

三、动脉导管未闭

动脉导管未闭(patent ductus arteriosus,PDA)是常见的先天性心脏病之一,占先天性心脏病总数的 12% ~ 15%,女性约两倍于男性。约 10%的病例并存其他心血管畸形。

【病理解剖】

动脉导管连接肺动脉总干与降主动脉,是胎儿期血液循环的主要渠道。出生后一般在数个月内因失用而闭塞,如 1 岁后仍未闭塞,即为动脉导管未闭。

【病理生理】

由于存在左向右分流,肺循环血流量增多,致使左心负荷加重,左心随之增大。

【临床表现】

分流量小者可无症状,中等分流量者常有乏力、劳累后心悸、气喘胸闷等症状,突出的体征为胸骨左缘第 2 肋间及左锁骨下方可闻及连续性机械样杂音,常伴有震颤,传导范围广泛。大量分流者,常伴有继发性严重肺动脉高压导致右向左分流,多有青紫,且临床症状严重。

【辅助检查】

1.心电图

常见的有左室大、左房大的改变,肺动脉高压时,可出现右房大,右室肥大。

2.X 线检查

透视下所见肺门舞蹈征是本病的特征性变化。

3.超声心动图

可显示未闭动脉导管。

4.心导管检查

可了解肺血管阻力、分流情况及除外其他复杂畸形。

【诊断与鉴别诊断】

根据典型杂音、X 线及超声心动图表现,大部分可以做出正确诊断。需与主动脉瓣关闭不全合并室间隔缺损、主动脉窦瘤(Valsalva 窦瘤)破裂等可引起双期或连续性杂音的病变鉴别。

【治疗】

大多数专家认为动脉导管未闭一经诊断就必须进行治疗,而且大多数能够通过介入方法治愈。

1.介入治疗

参见本章第二节。

2.手术治疗

外科手术采用结扎术或切断缝合术。

【预后】

除少数病例已发展至晚期失去手术介入治疗机会外,总体预后良好。本病容易合并感染性心内膜炎。

四、卵圆孔未闭

卵圆孔是心脏房间隔在胚胎时期的一个生理性通道,正常情况下在出生后 5~

7 个月左右融合,若未能融合则形成卵圆孔未闭(patent foramen ovale,PFO)。PFO 与不明原因脑卒中之间存在着密切的联系。

【病理解剖】

在胚胎发育至第 6、7 周时,心房间隔先后发出 2 个隔,先出现的隔为原发隔,后出现的隔为继发。卵圆窝处原发隔与继发隔未能粘连融合留下一小裂隙称卵圆孔未闭。

【病理生理】

PFO 对心脏的血流动力学影响小,但 PFO 与不明原因脑卒中之间存在着密切的联系。因 PFO 的存在造成"反常栓塞",可引起相应的临床症状。

【临床表现】

卵圆孔未闭在无分流或分流量小时多无症状,难以听到杂音。当发生明显分流时可能出现不明原因脑卒中(cryptogenic stroke,CS)或偏头痛。同时也可伴随晕厥、暂时性失语、睡眠性呼吸暂停、平卧性呼吸困难、斜卧呼吸-直立性低氧血症(platypnea-orthodeoxia syndrome,POS)等潜在症状。

【辅助检查】

1. 心电图、X 线检查

一般无明显异常。

2. 超声心动图

可发现左向右分流或右向左分流的卵圆孔未闭。

3. 心导管检查

可直接证实卵圆孔未闭的存在。

【诊断与鉴别诊断】

卵圆孔未闭的诊断主要靠心脏超声检查来明确诊断。卵圆孔未闭应与小房间隔缺损相鉴别。

【治疗】

PFO 合并不明原因脑卒中、一过性脑缺血发作(transient cerebral ischemic attack,TIA)或偏头痛等,应给予治疗,包括药物治疗(抗凝剂或抗血小板制剂)、经导管封堵 PFO、外科手术关闭 PFO。

1. 介入治疗

参见本章第二节。

2. 手术治疗

多数情况下,外科修补 PFO 已被介入治疗所替代。

【预后】

本病一旦发现反常栓塞的证据应及时进行治疗,预后较好。

五、肺动脉瓣狭窄

先天性肺动脉瓣狭窄发病率较高,在成人先天性心脏病中可达 25%。

【病理解剖】

本病主要病理变化可分为三型:瓣膜型,瓣下型,瓣上型。

【病理生理】

主要的病理生理为右心室的排血受阻,右室压力增高,右室代偿性肥厚,最终右室扩大以致衰竭。

【临床表现】

轻症肺动脉瓣狭窄可无症状,中度狭窄者在活动时可有呼吸困难及疲倦,严重狭窄者可因剧烈活动而导致晕厥甚至猝死。

典型的体征为胸骨左缘第 2 肋间有一响亮的收缩期喷射性杂音,传导广泛可传及颈部,整个心前区甚至背部常伴有震颤;肺动脉瓣区第二心音减弱。

【辅助检查】

1.心电图

可出现电轴右偏、右室肥大、右房增大。也可见不完全右束支传导阻滞。

2.X 线检查

可见肺动脉段突出,肺血管影细小,肺野异常清晰;心尖左移上翘,心影明显增大。

3.超声心动图

可见肺动脉瓣增厚,可定量测定瓣口面积,可计算出跨瓣或狭窄上下压力阶差。

4.右心导管检查和右心室造影

可确定狭窄的部位及类型,测定右心室和肺动脉的压力。

【诊断与鉴别诊断】

典型的杂音、X 线表现及超声心动图检查可以确诊。鉴别诊断应考虑原发性肺动脉扩张,房、室间隔缺损,法洛四联症及 Ebstein 畸形等。

【治疗】

1.介入治疗

首选方法。参见本章第二节。

2.手术治疗

球囊扩张不成功或不宜行球囊扩张者,如狭窄上下压力阶差>40mmHg 应采取手术治疗。

【预后】

介入或手术治疗效果均良好。重症狭窄如不予处理,可致右心衰而死亡。

六、二叶主动脉瓣

先天性二叶主动脉瓣是成人先天性心脏病中较常见的类型之一,在人群中的发病率约为 1%。

【病理解剖】

主动脉瓣及其上、下邻近结构的先天性发育异常有较多类型,但在成年人中以二叶主动脉瓣最为常见。随着年龄增长,二叶瓣可导致主动脉瓣狭窄,及主动脉瓣关闭不全。

【病理生理】

当二叶瓣功能正常时无血流动力学异常,一旦出现瓣膜狭窄或关闭不全则可出现相应的血流动力学变化。

【临床表现】

瓣膜功能正常时可无任何症状体征。瓣膜功能障碍出现狭窄或关闭不全时表现相应的症状体征,请参阅瓣膜病的相关章节。

【辅助检查】

1.超声心动图是诊断二叶主动脉瓣最直接、最可靠的检查方法。

2.伴发主动脉瓣狭窄后继发左心室肥厚,或伴发主动脉瓣关闭不全继发左心室扩大,心电图及 X 线可有相应的表现。

3.心导管检查仅用于拟行介入或手术治疗的病人。

【诊断与鉴别诊断】

根据超声心动图所见诊断并不困难。主要应与风湿性瓣膜病及梗阻性肥厚型心肌病相鉴别。

【治疗】

1.介入治疗

参见本章第二节。

2.手术治疗

对于有瓣膜狭窄且有相应症状,跨瓣压力阶差≥50mmHg 时,宜行瓣膜成形或换瓣手术;对于瓣膜关闭不全,心脏进行性增大者,应考虑换瓣手术治疗。

【预后】

单纯二叶主动脉瓣畸形的预后取决于并发的功能障碍的程度。此外,本病易患感染性心内膜炎,病情可因此急剧恶化。

七、三尖瓣下移畸形

先天性三尖瓣下移畸形多称之为埃勃斯坦畸形,在先天性心脏病中属少见。

【病理解剖】

本病的主要病变为三尖瓣瓣叶及其附着部位的异常,右心室被下移的三尖瓣分隔为较小的功能性右室(肌部及流出道)及房化的右室,与原有的右房共同构成一大心腔。

【病理生理】

主要为三尖瓣关闭不全的病理生理变化,右房压增高。如同时有房间隔缺损,可能导致右向左分流而有青紫。

【临床表现】

病人自觉症状轻重不一,可有心悸、气喘、乏力、头晕和右心衰竭等。约80%病人有青紫,有20%病人有阵发性房室折返性心动过速病史。

最突出的体征是心界明显增大,心前区搏动微弱。心脏听诊可闻及四音心律。胸骨左缘下端可闻及三尖瓣关闭不全的全收缩期杂音,颈动脉扩张性搏动及肝大伴扩张性搏动均可出现。

【辅助检查】

1.心电图

常有一度房室传导阻滞、P波高尖、右束支传导阻滞。约25%有预激综合征(右侧房室旁路)图形。

2.X线检查

球形巨大心影为其特征。

3.超声心动图

具有重大诊断价值,可见到下移的瓣膜、巨大右房、房化右室及相对甚小的功能性右室、缺损的房间隔亦可显现。

4.右心导管检查

拟行手术治疗者宜行右心导管检查。

【诊断与鉴别诊断】

临床表现及超声检查可确诊。有青紫者应与其他青紫型先天性心脏病及三尖瓣闭锁鉴别;无青紫者应与扩张型心肌病和心包积液鉴别。

【治疗】

症状轻微者可暂不手术,随访观察,心脏明显增大,症状较重者应行手术治疗。

八、先天性主动脉缩窄

先天性主动脉缩窄是指局限性主动脉管腔狭窄,为先天性心脏大血管畸形,在各类先天性心脏病中占 5%~8%,男女之比为(3~5)：1。

【病理解剖】

根据缩窄部位与动脉导管部位的关系,可分为导管前型及导管后型。

【病理生理】

本病主要病理生理为体循环近端缩窄以上供血范围高血压,包括上肢血压升高而以下肢为代表的缩窄以下的血压降低。

【临床表现】

成人主动脉缩窄常无症状,部分病人可出现劳力性呼吸困难、头痛、头晕、鼻出血、下肢无力、麻木、发凉甚至有间歇性跛行。

最明显的体征表现为上肢血压有不同程度的增高,下肢血压下降。心尖冲动增强,心界常向左下扩大,沿胸骨左缘到中上腹可闻及收缩中后期喷射性杂音,有时可在左侧背部闻及。约有 20%的病人存在动脉导管未闭。

【辅助检查】

1. 心电图

常有左室肥大及(或)心肌劳损表现。

2. X 线检查

可见左室增大、升主动脉增宽,缩窄上下血管扩张而使主动脉弓呈 3 字征。

3. 超声心动图

可测定缩窄上下压力阶差。

4. 磁共振检查

可显示整个主动脉的解剖构形及侧支循环情况。

5. 心导管检查和主动脉造影术

可进行压力测定,显示缩窄的部位、长度以及侧支循环的情况,是否存在动脉导管未闭等。

【诊断与鉴别诊断】

典型的上下肢血压的显著差别及胸部杂音可提示本病的诊断,超声心动图检查可确诊。鉴别诊断应考虑主动脉瓣狭窄,动脉导管未闭及多发性大动脉炎等。

【治疗】

1. 介入治疗

参见本章第二节。

2. 手术治疗

一般采用缩窄部位切除端端吻合或补片吻合,术后有时可有动脉瘤形成。较早手术者,预后相对较好。

【预后】

成年后手术死亡率高于儿童期手术,如不手术大多死于 50 岁以内,其中半数以上死于 30 岁以内。

九、主动脉窦瘤

先天性主动脉窦瘤是一种少见的先天性心脏病变。此病变大多在成年时被发现,男性多于女性。

【病理解剖】

本病主要在主动脉窦部,随着年龄增长瘤体常逐渐增大并突入心腔中,当瘤体增大至一定程度,瘤壁变薄而导致破裂。窦瘤可破入右心房、右心室、肺动脉、左心室或心包腔。部分病人合并有室间隔缺损。

【病理生理】

根据窦瘤的部位及破入不同的腔室而有不同的病理生理变化,如破入心包则可因急骤发生的心脏压塞而迅速死亡。临床上以右冠状动脉窦瘤破入右心室更为常见,并具有典型的类似心室水平急性左向右分流的病理生理特征。

【临床表现】

在瘤体未破裂前一般无临床症状或体征。当窦瘤破裂后病人会出现心悸、胸痛、呼吸困难、咳嗽等急性心功能不全症状,随后逐渐出现右心衰竭的表现。体征以胸骨左缘第3、4肋间闻及连续性响亮的机器样杂音,伴有震颤为特征。

【辅助检查】

1. 心电图

可正常,窦瘤破裂后可出现左室增大或左、右室增大表现。

2. X线检查

窦瘤破裂后,可见肺淤血,左、右心室增大。

3. 超声心动图

窦瘤未破裂前即可见到相应的窦体增大有囊状物膨出。瘤体破裂后可见裂口;超声多普勒可显示经裂口的血液分流。

4. 磁共振显像

可更清晰地显示窦瘤部位大小及与周围心血管腔室的关系。

5. 心导管检查

可准确判断破入的部位及分流量。

【诊断与鉴别诊断】

由于影像检查技术的发展及普及,临床上发现未破裂主动脉窦瘤的概率增加。事先未发现主动脉瘤者,出现急性症状体征时应与急性心肌梗死、动脉导管未闭、室间隔缺损伴有主动脉瓣关闭不全等相鉴别。

【治疗】

窦瘤未破裂者不予处理,随访观察。一旦破裂应该尽早治疗。

1. 介入治疗

参见本章第二节。

2. 手术治疗

开胸外科修补。

【预后】

窦瘤一旦破裂预后不佳,如不能手术治疗,多在数周或数个月内死于心力衰竭。

十、冠状动脉瘘

冠状动脉瘘是指冠状动脉与心腔、冠状静脉、肺动脉等的异常连接,是一种少见的先天性心脏病,发病率为 1.3%。

【病理解剖】

冠状动脉瘘可进入心脏和大血管的任何部位,右冠状动脉瘘多见(约 50%~60%),故引入右心系统最为常见(90%),依次为右室(40%)、右房(25%)、肺动脉(17%)、冠状静脉窦(7%),较少引入左房、左室。

【病理生理】

冠状动脉瘘与右心系统交通时,增加右心负荷,并使肺血流量增多,导致肺动脉高压,随着年龄的增长可并发充血性心力衰竭。冠状动脉瘘与左心系统交通时不产生左向右分流,但使左心负荷增加。因心肌血管床阻力高于瘘管,故冠脉血流易经瘘管直接回流入心腔,这种冠状动脉"窃血"现象可减少心肌灌注,使在部分病人产生局部心肌供血不足。

【临床表现】

大多数 CAF 无临床症状或体征,通常在体检时发现心脏杂音或行导管介入时发现,产生大量左向右分流的 CAF 则可导致"窃血综合征",出现心绞痛等症状。CAF 最常见的并发症为心力衰竭,约有 75% 的 CAF 病人在 40~50 岁出现心力衰竭症状。

体征以连续性杂音伴局部震颤为特征,类似动脉导管未闭,右心室瘘者,以胸骨左缘 4、5 肋间舒张期杂音最响,而瘘入右房者,则胸骨右缘第 2 肋间收缩期杂音最响。肺动脉或左房瘘的杂音则沿胸骨左缘第 2 肋间最响。

【辅助检查】

1. 心电图

可见左室高电压、左室肥厚及双室肥厚,右心室肥大。部分病人有心房颤动。

2. X 线检查

分流量较大者可见肺血及心影轻度增大。

3. 超声心动图

能够清楚地显示扩张的冠状动脉,并追踪冠状动脉的走向,同时用彩色多普勒观察、发现瘘口的所在部位。

4. 磁共振显像

能够显示瘘的起源、走行、终点等形态学特点外,还能提供瘘管内血流量、心功能以及心肌厚度等。

5. 心导管检查

冠状动脉造影目前仍是 CAF 诊断的金标准,可显示 CAF 的起源、走行、分布、瘘口位置及大小、瘤样扩张及"窃血"现象等。

【诊断与鉴别诊断】

综合症状、心前区杂音、X线、心电图及超声心动图检查,本病诊断并不困难,但需与动脉导管未闭、主动脉窦瘤、主-肺间隔缺损及室间隔缺损合并主动脉瓣关闭不全相鉴别。

【治疗】

1. 介入治疗

参见本章第二节。

2. 手术治疗

传统外科手术治疗方法为瘘管结扎,其他治疗方法包括经冠状动脉修补和经心腔修补瘘口。

【预后】

大部分成功栓塞的 CAF 病人预后较好。

十一、法洛四联症

先天性法洛四联症是联合的先天性心血管畸形,包括肺动脉狭窄、室间隔缺损、主动脉右位(主动脉骑跨于缺损的室间隔上)、右室肥大四种异常,是最常见的发绀型先天性心脏病,在成人先天性心脏病中所占比例接近10%。

【病理解剖】

本症主要畸形为室间隔缺损,均为大缺损,多为膜周部,左、右心室压力相等;肺动脉狭窄可为瓣膜、瓣上、瓣下型,以右心室流出道漏斗部狭窄为最多;主动脉骑跨右心室所占比例可自 15%~95% 不等;右心室肥厚为血流动力学影响的继发改变,本症常可伴发其他畸形,如同时有房间隔缺损则称之为法洛五联症。

【病理生理】

由于室间隔大缺损,左、右心室压力相等,相当于一个心室向体循环及肺循环排血,右心室压力增高,但由于肺动脉狭窄,肺动脉压力不高甚至降低,大量右心室血流经骑跨的主动脉进入体循环,使动脉血氧饱和度明显降低,出现青紫并继发红细胞增多症。

【临床表现】

主要是自幼出现的进行性青紫和呼吸困难,易疲乏,劳累后常取蹲踞位休息。严重缺氧时可引起晕厥,长期右心压力增高及缺氧可发生心功能不全。病人除明显青紫外,常伴有杵状指(趾),心脏听诊肺动脉瓣第二心音减弱以至消失,胸骨左缘常可闻及收缩期喷射性杂音。脑血管意外(如脑梗死)、感染性心内膜炎、肺部感染为本病常见并发症。

【辅助检查】

1.血常规检查

可显示红细胞、血红蛋白及血细胞比容均显著增高。

2.心电图

可见电轴右偏、右心室肥厚。

3.X线检查

主要为右心室肥厚表现,肺动脉段凹陷,形成木靴状外形,肺血管纹理减少。

4.超声心动图

可显示右心室肥厚、室间隔缺损及主动脉骑跨。右心室流出道狭窄及肺动脉瓣的情况也可以显示。

5.磁共振检查

对于各种解剖结构异常可进一步清晰显示。

6.心导管检查

对拟行手术治疗的病人应行心导管检查,根据血流动力学改变,血氧饱和度变化及分流情况进一步确定畸形的性质和程度,以及有无其他合并畸形,为制订手术方案提供依据。

【诊断与鉴别诊断】

根据临床表现、X线及心电图检查可提示本症,超声心动图检查基本上可确定诊断。鉴别诊断应考虑与大动脉错位合并肺动脉瓣狭窄、右心室双出口及 Eisenmenger 综合征相鉴别。

【治疗】

未经手术而存活至成年的本症病人,唯一可选择的治疗方法为手术纠正畸形,手术危险性较儿童期手术为大,但仍应争取手术治疗。近年来,随着先心病介入治疗技术的迅速发展,目前介入治疗已成为先心病治疗的重要手段,导管介入与外科手术相结合镶嵌治疗法洛四联症,大大提高了病人救治的机会。

【预后】

儿童期未经手术治疗者预后不佳,多于 20 岁以前死于心功能不全或脑血管意外、感染性心内膜炎等并发症。

十二、艾森门格综合征

艾森门格综合征严格的意义上并不能称为先天性心脏病,而是一组先天性心脏病发展的后果。如先天性室间隔缺损持续存在,肺动脉高压进行性发展,原来的左向右分流变成右向左分流,从无青紫发展至有青紫时,即称之为 Eisenmenger 综合征。其他如房间隔缺损、动脉导管未闭等也可有类似的情况。因此,本征也可称之为肺动脉高压性右向左分流综合征。在先天性心脏病手术尚未普及时临床上本征较多见,近年来已逐渐减少。

【病理解剖】

除原发的室间隔缺损、房间隔缺损或动脉导管未闭等原有畸形外,可见右心房、右心室均明显增大;肺动脉总干和主要分支扩大,而肺小动脉壁增厚,内腔狭小甚至闭塞。

【病理生理】

本征原有的左向右分流流量一般均较大,导致肺动脉压增高,开始为功能性肺血管收缩,持续存在的血流动力学变化,使右心室和右心房压力增高;肺动脉也逐渐发生器质性狭窄或闭塞病变,使原来的左向右分流逆转为右向左分流而出现青紫,均有继发性相对性肺动脉瓣及三尖瓣关闭不全,此种情况多见于室间隔缺损者,发生时间多在 20 岁以后。

【临床表现】

轻至中度青紫,于劳累后加重,逐渐出现杵状指(趾),常伴有气急、乏力、头晕等症状,以后可出现右心衰竭的相关症状。

体征示心浊音界明显增大,心前区胸骨左缘 3~4 肋间有明显搏动,原有的左向右分流的杂音减弱或消失(动脉导管未闭的连续性杂音中,舒张期部分可消失),肺动脉瓣第二心音亢进、分裂,以后可出现舒张期杂音,胸骨下段偏左部位可闻及收缩期反流性杂音。

【辅助检查】

1.心电图

右心室肥大劳损、右心房肥大。

2.X 线检查

右心室、右心房增大,肺动脉干及左、右肺动脉均扩大,肺野轻度淤血或不淤血,血管纹理变细,左心情况视原发性畸形而定。

3.超声心动图

除原有畸形表现外,肺动脉扩张及相对性肺动脉瓣及三尖瓣关闭不全支持本征诊断。

4.心导管检查

除可见原有畸形外,可确定双向分流或右向左分流,肺动脉压力、肺血管阻力。通过血管扩张试验评价肺血管反应性。

【诊断与鉴别诊断】

根据病史及临床上晚发青紫,结合 X 线及超声心动图检查,诊断一般无困难。鉴别诊断主要与先天性青紫型心脏畸形鉴别,一般亦无困难。

【治疗】

唯一有效的治疗方法是进行心肺联合移植或肺移植的同时修补心脏缺损。

【预后】

为先天性心脏病后期已失去手术治疗机会,预后不良。

第二节　成人先天性心脏病的介入治疗

随着影像学、各种导管技术以及使用的介入器材的不断改进与发展,先心病介入治疗在一定范围内已经取代了外科手术治疗。目前,我国每年约有超过 2.5 万先心病病人接受介入治疗。成人先天性心脏病的介入治疗,见表 7-2。

表 7-2　成人先天性心脏病的介入治疗

治疗方式	应用球囊扩张或支架解除瓣膜或血管的狭窄	应用封堵装置堵闭缺损或异常通道
常见疾病	肺动脉瓣狭窄	房间隔缺损
	主动脉瓣狭窄	室间隔缺损
	主动脉缩窄	动脉导管未闭
	肺动脉主干或分支狭窄	卵圆孔未闭
		冠状动脉瘘
		主动脉窦瘤破裂

一、球囊瓣膜成形术

(一)经皮球囊肺动脉瓣成形术

经皮球囊肺动脉瓣成形术(Percutaneous balloon pulmonary valvuloplasty,PB-PV)是较早应用的非手术介入性先天性心脏病的治疗措施,首例成功报告为 1982 年。国内也于 20 世纪 80 年代后期起步,目前已累积了较为成熟的经验,成为单纯肺动脉瓣狭窄的首选治疗方法。

1. 适应证

①单纯肺动脉瓣狭窄,跨肺动脉压差≥40mmHg;②青少年及成人病人,跨肺动脉瓣压≥30mmHg,同时合并劳力性呼吸困难、心绞痛、晕厥或先兆晕厥等症状。

2. 禁忌证

①肺动脉瓣下漏斗部狭窄、肺动脉瓣狭窄伴先天性瓣下狭窄、肺动脉瓣狭窄伴

瓣上狭窄;②重度发育不良型肺动脉瓣狭窄肺动脉瓣狭窄伴需外科处理的三尖瓣重度反流。

3. 并发症

穿刺部位血管并发症,术中心律失常,三尖瓣受损及继发性肺动脉瓣关闭不全。

4. 疗效及预后

PBPV 并发症及死亡率明显低于手术治疗,总死亡率<0.5%。

(二)经皮球囊主动脉瓣成形术

经皮球囊主动脉瓣成形术(percutaneous balloon aortic valvuloplasty,PBAV)用于治疗儿童与青少年主动脉瓣狭窄始于 1983 年,但远期疗效也不十分理想,再狭窄的发生率也较高。

1. 适应证

典型主动脉瓣狭窄不伴主动脉严重钙化,心排血量正常时经导管检查跨主动脉瓣压差≥60mmHg,无或仅轻度主动脉瓣反流;对于青少年及成人病人,若跨主动脉瓣压差≥50mmHg,同时合并有劳力性呼吸困难、心绞痛、晕厥或先兆晕厥等症状,或者体表心电图(安静或运动状态下)左胸导联出现 T 波或 ST 段变化,亦推荐球囊扩张术。

2. 禁忌证

①先天性主动脉瓣狭窄伴有主动脉及瓣膜发育不良者;②合并中度或重度主动脉瓣反流者。

3. 并发症

①术中引起血流动力学障碍及(或)心律失常;②血管损伤;③主动脉瓣关闭不全或残余狭窄。

4. 疗效及预后

PBAV 后即刻压力阶差可明显下降,但术后发生关闭不全者比例约有 45%,有 14%的病人在两年内需行瓣膜置换术。

二、经导管封堵术

(一)动脉导管未闭封堵术

1966 年 Porstmarm 首先应用经导管塑料栓子闭合 PDA 获得成功,开创了先心病介入治疗的先河。1983 年,我国学者钱晋卿在此基础上加以研制改进,率先在国内开展了 PDA 的介入治疗。随着介入技术的不断提高以及封堵器的不断改进,动脉导管未闭封堵术已成为 PDA 的主要治疗方法。蘑菇伞型封堵器是目前应用最为广泛的封堵器。其他还有弹簧圈、成角型蘑菇伞封堵器、肌部和膜部室间隔缺损封堵器、Amplatzer Plug 等。

1. 适应证

绝大多数的 PDA 均可经介入封堵,可根据不同年龄,不同未闭导管的类型选择不同的封堵器械。

2. 禁忌证

感染性心内膜炎、心脏瓣膜或导管内有赘生物;严重肺动脉高压出现右向左分流、肺总阻力>14woods;合并需要外科手术矫治的心内畸形;依赖 PDA 存活的病人;合并其他不宜手术和介入治疗疾病的病人。

3. 并发症

①封堵器的脱落:发生率约 0.3%;②溶血:发生率<0.8%;③残余分流和封堵器移位;④血管并发症及术后心律失常等。

4. 疗效及预后

PDA 封堵术的成功率高达 98%,仅有极少数病例失败。

(二)房间隔缺损封堵术

1976 年有学者报道应用双伞状堵塞器封闭 ASD 成功。此后,随着介入器材的研发及影像学的发展,此技术已日臻成熟。

1. 适应证

①继发孔型 ASD 直径≥5mm,伴右心容量负荷增加,≤36mm 的左向右分流 ASD;②缺损边缘至冠状静脉窦,上、下腔静脉及肺静脉的距离≥5mm,至房室瓣≥7mm;③房间隔的直径>所选用封堵伞左房侧的直径;④不合并必须外科手术的其他心脏畸形。

2. 禁忌证

①原发孔型 ASD 及静脉窦型 ASD；②已有右向左分流者；③近期有感染性疾病，出血性疾病以及左心房和左心耳有血栓。

3. 并发症

①残余分流：即刻残余分流发生率为 6%～40，术后 72 小时为 4%～12%，而 3 个月之后残余分流发生率仅为 0.1%～5%；②血栓或气体栓塞；③血管并发症及感染；④心律失常等。

4. 疗效及预后

对于条件和大小合适的 ASD，介入封堵治疗成功率可达 100%。

(三)室间隔缺损封堵术

1988 年 Lock 等首次应用双面伞经导管成功封堵 VSD，此后有多种装置应用于经导管 VSD 的介入治疗。随着治疗病例的增加和对 VSD 解剖学认识的提高，不断对封堵器进行改进，VSD 介入治疗适应证范围进一步扩大，成功率大大提高。

1. 适应证

①有血流动力学异常的单纯性 VSD，直径>3mm 且<14mm；②VSD 上缘距主动脉右冠≥2mm，无主动脉右冠瓣脱入 VSD 及主动脉瓣反流；③超声在大血管短轴五腔心切面 9～12 点位置；④肌部 VSD>3mm；⑤外科手术后残余分流。

2. 禁忌证

①巨大 VSD、缺损解剖位置不良，封堵器放置后可能影响主动脉瓣或房室瓣功能；②重度肺动脉高压伴双向分流；③合并出血性疾病、感染性疾病或存在心、肝、肾功能异常以及栓塞风险等。

3. 并发症

与 ASD 介入封闭术相似。

4. 疗效及预后

介入封堵膜周部 VSD 的总体成功率在 95% 以上。严重并发症发生率为 2.61%，死亡率为 0.05%。

(四)卵圆孔未闭封堵术

早在 1877 年德国病理学家 Cohnheim 就提出 PFO 与脑卒中相关联。1992 年

Bridges 等首先开始应用介入方法封堵 PFO 预防再发脑卒中,并进行了长期的随访,其中97%的病人未再发生栓塞。2017 年多项权威的研究均证明,对于合并 PFO 的不明原因脑栓塞病人,进行卵圆孔封堵术治疗优于内科药物保守治疗。

1. 适应证

①年龄>16 岁;②不明原因脑栓塞(CS)/短暂性脑缺血发作(TIA)合并 PFO,且有中-大量右向左分流(RLS);③PFO 相关脑梗死/TIA,使用抗血小板或抗凝治疗无效或仍有复发;或 PFO 合并明确深静脉血栓或肺栓塞,不适宜抗凝治疗者;④顽固性或慢性偏头痛合并 PFO。

2. 禁忌证

①可以找到任何原因的脑栓塞;②脑卒中急性期;③心腔内血栓形成,下腔静脉或盆腔静脉血栓形成导致完全闭塞;④合并肺动脉高压或 PFO 为特殊通道;⑤合并出血性疾病或出血倾向;⑥合并全身或局部感染。

3. 并发症

封堵 PFO 安全性较高,并发症少见。心包积液或填塞的发生率为 0.3%,封堵器栓塞或移位发生率0.4%,主动脉侵蚀及封堵器过敏很罕见。

4. 疗效及预后

与药物治疗相比,PFO 封堵术对脑卒中二级预防,减少脑卒中复发的疗效已经得到证实,并且可减少先兆型偏头痛的天数。

(五)冠状动脉瘘封堵术

1983 年 Reidy 等首次报道了经导管冠状动脉瘘封堵术(transcatheter closure of coronary arterial fistula,TCC)。目前可供临床使用的封堵器械主要包括弹簧圈、PDA 封堵器或 VSD 封堵器。

1. 适应证

①有明显外科手术适应证的先天性 CAF,不合并其他需要手术矫正的心脏畸形;②易于安全到达、能够清晰显影的瘘管;③非多发的 CAF 开口;④冠状动脉瘘口狭窄、瘘管瘤样扩张。

2. 禁忌证

①拟封堵的冠状动脉分支远端有侧支发出;②受累及的冠状动脉血管极度迂曲;③右心导管检查提示右向左分流,重度肺动脉高压;④术前 1 个月内患有严重

感染。

3. 并发症

除穿刺血管的相关并发症外,主要并发症有:封堵器脱落造成栓塞;急性心肌梗死;CAF 夹层形成;一过性心律失常。

4. 疗效及预后

介入治疗可作为 CAF 的首选治疗方法。但由于术后存在瘘管再通、冠状动脉的持续扩张、血栓形成、钙化及心肌缺血等可能,应进行长期随访。

(六)主动脉窦瘤破裂封堵术

自 1994 年 Cullen 等首次成功介入封堵主动脉窦瘤破裂(ruptured sinus of valsalva aneurysm,RSVA)至今,介入封堵术已成为有明确适应证病人的一种治疗新选择。但目前尚无专用封堵器材,多采用 PDA 或 VSD 封堵器。

1. 适应证

①年龄>3 岁,体重>15kg;②主动脉窦瘤破口直径在 2～12mm,窦瘤破口边缘至主动脉瓣环距离≥7mm,距右冠状动脉开口距离≥5mm;③瘘口破入右心室或右心房水平的左向右分流;④心功能可耐受手术,不伴有需外科纠正的畸形。

2. 禁忌证

①窦瘤破入左心房或左心室;②严重肺动脉高压并已导致右向左分流者;③严重主动脉瓣关闭不全;④心腔内有赘生物或血栓;⑤合并感染性心内膜炎,以及存在其他感染或出血性疾病;⑥肝肾功能严重异常、一般状况差不能耐受手术者;⑦合并其他复杂先天性心脏畸形需外科手术处理者。

3. 并发症

常见并发症有残余分流,主动脉瓣关闭不全或主动脉瓣关闭不全加重,急性左心衰,影响冠状动脉开口,封堵器释放不成功、封堵器移位或脱落,感染性心内膜炎,束支或房室传导阻滞等心律失常,心包积液,血栓事件等。

4. 疗效与预后

主动脉窦瘤破裂病人多伴有心功能不全,若适应证选择恰当,介入封堵效果确切。

三、先天性心脏病的其他介入治疗术

对于某些先天性心脏病不能手术纠正或暂时不宜手术者,有些介入手段可作为缓症处理,争取今后手术时机或姑息治疗以减轻症状。

1. 经皮球囊动脉扩张及支架/瓣膜植入术

可用于:①先天性主动脉缩窄;②肺动脉瓣远端单纯肺动脉主干或分支狭窄;③法洛四联症,外科手术无法纠治的肺动脉分支狭窄或肺动脉瓣关闭不全。

2. 人工房间隔造口术

可用于:①新生儿或婴儿严重青紫性心脏病,室间隔完整者;②先天性二尖瓣严重狭窄或闭锁;③完全性肺静脉异位引流。

3. 异常血管弹簧圈堵闭术

可用于:①先天性肺动静脉瘘;②先天性心脏病姑息手术后的血管间异常通道。

第八章　心脏瓣膜病

第一节　概　述

心脏瓣膜病是由多种原因引起的心脏瓣膜狭窄或(和)关闭不全所致的心脏疾病。正常情况下,心脏瓣膜开放使血液向前流动,心脏瓣膜关闭则可防止血液反流,从而保证心脏内血流的单向流动。当瓣膜狭窄时,心腔压力负荷增加;瓣膜关闭不全时,心腔容量负荷增加。这些血流动力学改变可导致心房或心室结构改变及功能失常,最终出现心力衰竭、心律失常等临床表现。

【常见病因】

心脏瓣膜病的常见病因包括炎症、黏液样变性、先天性畸形、缺血性坏死、创伤性等原因,其中风湿炎症导致的瓣膜损害称为风湿性心脏病(rheumatic heart disease,RHD),简称风心病。近年来,随着生活及医疗条件的改善,风湿性心脏病的人群患病率正在降低,尽管黏液样变性及老年瓣膜钙化退行性改变所致的心脏瓣膜病日益增多,但在我国瓣膜性心脏病仍以风湿性心脏病最为常见。风湿性心脏病病人中二尖瓣受累者约占70%,二尖瓣合并主动脉瓣病变者占20%~30%,单纯主动脉瓣病变为2%~5%,三尖瓣和肺动脉瓣病变者少见。随着生活方式的改变和人口老龄化进程的加速,老年退行性瓣膜病在我国逐年增加,而老年退行性瓣膜病以主动脉瓣膜病变最为常见,其次是二尖瓣病变。病变可累及一个瓣膜,也可累及两个以上瓣膜,累及两个以上瓣膜的称为联合瓣膜病。

【风湿热】

风湿热(rheumatic fever,RF)是心脏瓣膜病的主要病因,是由于A组β溶血性链球菌感染所致(多为咽峡炎),其致病机制与继发于链球菌感染后异常免疫反应有关。该细菌荚膜与人体关节、滑膜之间有共同抗原,即细胞壁外层中M蛋白及M相关蛋白、中层多糖中N-乙酰葡糖胺等与人体心肌和心瓣膜有共同抗原,细菌细胞膜的脂蛋白与人体心肌肌膜和丘脑下核、尾状核之间有共同抗原。链球菌感染后体内产生的抗链球菌抗体与这些共同抗原形成循环免疫复合物，沉积于人体关节滑膜、心肌、心瓣膜及丘脑下核、尾状核，激活补体成分产生炎性病变，从而产生相应的临床表现。

急性风湿热发生前2~6周常有咽峡炎或扁桃体炎等上呼吸道链球菌感染的表现，多急性起病，亦可为隐匿性进程，多为中等程度不规则发热，伴食欲减退、多汗、疲倦、面色苍白等毒血症表现。关节炎具有主要累及大关节（膝、踝、腕及肘关节）、游走性、多发性、不遗留关节畸形等特点，一般在数周内消失。心肌炎为小儿风湿热的主要表现，年龄越小心脏受累的机会越多。以心肌炎、心内膜炎最多见，亦可发生心包炎，轻者无症状，严重者可导致心衰。心肌炎可导致心脏增大、心尖冲动弥散、与体温不呈正比的心动过速及心音低钝，有的可闻及奔马律及心尖区收缩期杂音，75%的患儿主动脉瓣区闻及舒张中期叹气样杂音，心电图提示PR间期延长、ST-T改变或心律失常。心内膜炎主要侵犯二尖瓣，其次为主动脉瓣，导致瓣膜的关闭不全，从而导致相应的症状及体征，如心尖区向腋下传导的全收缩期吹风样杂音，主动脉瓣第二听诊区（胸骨左缘第3肋间）可闻及舒张期叹气样杂音。急性期瓣膜损害多为充血水肿，恢复期即消失，但多次复发可造成瓣膜永久性瘢痕形成，导致风湿性心脏病。心包炎多与心肌炎、心内膜炎同时存在，即全心炎。早期积液量少时可有心前区疼痛，有时可闻及心包摩擦音，心电图ST段广泛弓背向下抬高；积液量多时有心前区搏动消失、心音遥远、颈静脉怒张、肝大等心脏压塞表现，胸片示心脏烧瓶样增大，心电图示低电压，超声心动图可确诊心包积液。可伴有舞蹈病、皮下结节及环形红斑，舞蹈病病人预后良好，4~6周后可自然痊愈，少数遗留神经精神症状。

目前风湿热的诊断采用1992年美国心脏病学会根据Jones标准修订的风湿热诊断标准。在确定链球菌感染的前提下，有两个主要表现或一个主要表现、两个次要表现，即可诊断急性风湿热。有前驱的链球菌感染的证据包括咽喉拭子或快速链球菌抗原试验阳性、链球菌抗体效价升高；主要表现包括：①心肌炎；②多发性关节炎；③舞蹈病；④环形红斑；次要表现包括：①关节痛；②发热；③急性反应物增高，如血沉（ESR）及C反应蛋白（CRP）；④PR间期延长。有下列3种情况可不必严格执行该诊断标准，即：①舞蹈病者；②隐匿发病或缓慢发展的心脏炎；③有风湿病史或现患风湿性心脏病，当再感染A组乙型溶血性链球菌时，有风湿热复发的高度危险者。

急性期应当卧床休息,有心脏炎者待体温正常、心动过速控制、心电图改善后继续卧床 3~4 周后恢复活动,有关节炎者待血沉及体温恢复正常,即可开始活动。控制链球菌感染的方案包括:青霉素 40 万~60 万 U 肌内注射,每天 2 次,或苄星青霉素 60 万 U(体重 27kg 以下者)或 120 万 U(体重 27kg 以上者),肌内注射,每天一次,疗程 2~3 周。如青霉素过敏,可使用红霉素、罗红霉素、林可霉素或喹诺酮类。对于单纯累及关节者,首选非甾体类抗炎药物,常用阿司匹林,小儿 80~100mg/(kg·d),成人 3~~4g/d,分 3~4 次口服;2 周后开始减量,疗程 4~8 周。心脏炎病人宜早期使用肾上腺皮质激素,泼尼松成人开始剂量 3~4mg/d,小儿 1.5~2mg/d,分 3~4 次口服,2~4 周后开始减量,疗程 8~12 周。停用激素之前 2 周加用阿司匹林,以防止激素停止后的反跳现象。有舞蹈症病人,可加用镇静剂如地西泮、苯巴比妥等;有心功能不全者,可应用小剂量洋地黄类药物、利尿剂和血管扩张剂等治疗心衰的药物,及时纠正电解质紊乱。

对于曾经发作过风湿热的病人,要预防风湿热的复发,包括:每 3~4 周肌内注射苄星青霉素 120 万 U,至少 5 年,最好持续至 25 岁,有风湿性心脏病病人,预防期最少 10 年或至 40 岁,甚至终身预防。对青霉素过敏者可改用红霉素口服,每个月 6~7 天,持续时间同前。

第二节　二尖瓣狭窄

【病因】

二尖瓣狭窄的主要病因是风湿热,多见于急性风湿热后,部分病人无急性风湿热病史,但多有反复链球菌感染所致的上呼吸道感染史。急性风湿热后形成二尖瓣狭窄估计至少需要 2 年,通常需 5 年以上的时间,多次反复发作的急性风湿热比仅有一次发作出现瓣口狭窄的病理改变要早。多数病人的无症状期为 10 年以上,故风湿性二尖瓣狭窄一般在 40~50 岁发病,以女性病人居多,约占 2/3。二尖瓣狭窄的少见病因包括先天性发育异常、瓣环钙化,导致瓣环钙化的原因包括老年性退行性改变及结缔组织病(如类风湿关节炎、系统性红斑狼疮、硬皮病等)。有人认为病毒(特别是 Coxsackie 病毒)也可引起包括二尖瓣狭窄在内的慢性心瓣膜病。

【病理】

二尖瓣由左右房室瓣瓣膜(或称为瓣叶)、乳头肌、腱索及瓣环构成,房室瓣附着部分则被称为瓣环,瓣膜由腱索支持,而腱索本身则插入在乳头肌中,或直接附着于心室肌内。其中任何一个部位出现问题都会导致瓣膜的功能障碍,即狭窄或关闭不全,或二者同时存在。风湿性二尖瓣狭窄的基本病理变化为瓣叶和腱索的纤维化和挛缩,瓣叶交界面相互粘连。这些病变使瓣膜位置下移,严重者如漏斗状,漏斗底部朝向左心房,尖部朝向左心室。二尖瓣开放受限,瓣口面积缩小,血流受阻,从而引起一系列病理生理变化。风湿性心脏病病人中约25%为单纯二尖瓣狭窄,40%为二尖瓣狭窄伴二尖瓣关闭不全,主动脉瓣常同时受累。

【病理生理】

正常二尖瓣口面积约 $4\sim6cm^2$,瓣口面积减小至 $1.5\sim2.0cm^2$ 属轻度狭窄, $1.0\sim1.5cm^2$ 属中度狭窄, $<1.0cm^2$ 属重度狭窄。正常在心室舒张期,左心房、左心室之间出现压力阶差,即跨瓣压差,早期充盈后,左心房、左心室内压力趋于相等。二尖瓣狭窄时,左心室充盈受阻,压差持续整个心室舒张期,因而通过测量跨瓣压差可判断二尖瓣狭窄程度(表8-1)。

表8-1　MS对左房室跨瓣压差和左房压的影响

	瓣口面积(cm^2)	跨瓣压差(mmHg)	左房压(mmHg)
正常	4~6	无	正常
轻度 MS	>1.5	有	正常
中度 MS	1.0~1.5	有	升高
重度 MS	<1.0	20	升高

二尖瓣狭窄使左心房压升高,严重狭窄时左心房压高达 $20\sim25mmHg$,才能使血流通过狭窄的瓣口,使左心室充盈并维持正常的心排出量。

左心房压力升高导致肺静脉和肺毛细血管压力升高,继而导致肺毛细血管扩张和淤血,产生肺间质水肿。心率增快时(如房颤、妊娠、感染或贫血时),心脏舒张期缩短,左心房压更高,进一步增加肺毛细血管压力。当超过 $4.0kPa(30mmHg)$

时致肺泡水肿,出现呼吸困难、咳嗽、发绀等临床表现。肺静脉的压力增高导致肺动脉的压力被动升高,而长期肺动脉高压引起肺小动脉痉挛,最终导致肺小动脉硬化,更加重肺动脉高压。肺动脉高压增加右心室后负荷,引起右心室肥厚扩张,终致右心衰竭。此时肺动脉压力有所降低,肺循环血液有所减少,肺淤血一定程度缓解。

【临床表现】

(一)症状

一般二尖瓣中度狭窄(瓣口面积<1.5cm²)始有临床症状。

1.呼吸困难

呼吸困难为最常见也是最早期的症状,在运动、情绪激动、妊娠、感染或快速性房颤时最易被诱发。随病程进展,可出现静息时呼吸困难、夜间阵发性呼吸困难甚至端坐呼吸。

2.咳嗽

常见,多在夜间睡眠或劳动后出现,为干咳无痰或泡沫痰,并发感染时咳黏液样或脓痰。咳嗽可能与病人支气管黏膜淤血水肿易患支气管炎或扩大的左心房压迫左主支气管有关。

3.咯血

有以下几种情况:①大咯血:是由于严重二尖瓣狭窄,左心房压力突然增高,肺静脉压增高,支气管静脉破裂出血所致,可为二尖瓣狭窄首发症状,多见于二尖瓣狭窄早期。后期因静脉壁增厚,以及随着病情进展致肺血管阻力增加及右心功能不全,大咯血发生率降低。②痰中带血或血痰:常伴夜间阵发性呼吸困难,与支气管炎、肺部感染、肺充血或肺毛细血管破裂有关,常伴夜间阵发性呼吸困难。③肺梗死时咳胶冻状暗红色痰,为二尖瓣狭窄合并心力衰竭的晚期并发症。④粉红色泡沫痰:为急性肺水肿的特征,由毛细血管破裂所致。

4.血栓栓塞

为二尖瓣狭窄的严重并发症,约20%的病人在病程中发生血栓栓塞,其中约15%~20%由此导致死亡。发生栓塞者约80%有心房颤动,故合并房颤的病人需予以预防性抗凝治疗。

5. 其他症状

左心房显著扩大、左肺动脉扩张压迫左喉返神经引起声音嘶哑;压迫食管可引起吞咽困难;右心室衰竭时可出现食欲减退、腹胀、恶心等消化道淤血症状;部分病人有胸痛表现。

(二)体征

1. 严重二尖瓣狭窄体征

可呈"二尖瓣面容",双颧绀红。右心室扩大时剑突下可触及收缩期抬举样搏动。右心衰竭时可出现颈静脉怒张、肝颈回流征阳性、肝大、双下肢水肿等。

2. 心音

①二尖瓣狭窄时,如瓣叶柔顺有弹性,在心尖区多可闻及亢进的第一心音,呈拍击样,并可闻及开瓣音;如瓣叶钙化僵硬,则该体征消失。②当出现肺动脉高压时,P$_2$亢进和分裂。

3. 心脏杂音

①二尖瓣狭窄特征性的杂音为心尖区舒张中晚期低调的隆隆样杂音,呈递增型,局限,左侧卧位明显,运动或用力呼气可使其增强,常伴舒张期震颤,房颤时杂音可不典型。当胸壁增厚、肺气肿、低心排血量状态、右室明显扩大、二尖瓣重度狭窄时此杂音可被掩盖,称之为"安静型二尖瓣狭窄"。②严重肺动脉高压时,由于肺动脉及其瓣环的扩张,导致相对性肺动脉瓣关闭不全,因而在胸骨左缘第2肋间可闻及递减型高调叹气样舒张早期杂音(即 Graham-Steel 杂音)。③右心室扩大时,因相对性三尖瓣关闭不全,可于胸骨左缘第4、5肋间闻及全收缩期吹风样杂音。

【实验室和其他检查】

1. X 线检查

后前位及侧位的胸片显示肺静脉压增高导致肺淤血的迹象,肺门增大,边缘模糊,血流均匀地分布在上叶,表现为上肺纹理增多;肺静脉压的增高(>10mmHg),导致间质组织的液体渗漏,小叶间的液体聚集在基部产生线性条纹,位于双侧肋膈角区,延伸至胸膜,即小叶间隔线,称为 KerleyB 线;肺静脉压进一步增高(>30mmHg),间质液进入肺泡腔,可出现肺泡水肿,中下肺野内中带有片状模糊影,典型表现为蝶翼状。

心影显示左心房增大,后前位胸片上右心房边缘的后方有一密度增高影(双心房影),左心缘变直。左前斜位可见左心房使左主支气管上抬,右前斜位吞钡可见增大的左心房压迫食管下段。其他还有:主动脉弓缩小、肺动脉主干突出、右心室增大、心脏呈梨形。

2. 心电图

窦性心律者可见"二尖瓣型 P 波"(P 波宽度>0.12 秒,伴切迹),提示左心房扩大,QRS 波群示电轴右偏和右心室肥厚表现。病程晚期常合并房颤。

3. 超声心动图

是确诊该病最敏感、可靠的方法。M 型超声心动图示二尖瓣前叶呈"城墙样"改变(EF 斜率降低,A 峰消失),后叶与前叶同向运动,瓣叶回声增强。通过二维超声可以观察瓣叶的活动度、瓣叶的厚度、瓣叶是否有钙化以及是否合并其他瓣膜的病变等,从而有利于干预方式的选择。典型者为舒张期前叶呈圆拱状,后叶活动度减少,交界处粘连融合,瓣叶增厚和瓣口面积缩小。

超声心动图还可对房室大小、室壁厚度和运动、心室功能、肺动脉压、其他瓣膜异常和先天性畸形等方面提供信息。经食管超声有利于左心耳及左心房附壁血栓的检出。彩色多普勒血流显像可实时观察二尖瓣狭窄的射流,有助于连续多普勒的正确定向。连续波或脉冲波多普勒能较准确地测定舒张期跨二尖瓣的压差和二尖瓣口面积,其结果与心导管法测定结果具有良好相关性,可较准确地判断狭窄严重程度,见表8-2。

表 8-2　二尖瓣狭窄程度判定

狭窄程度	瓣口面积(cm^2)	平均压力阶差(mmHg)	脉动脉压(mmHg)
轻度	>1.5	<5	<30
中度	1.0~1.5	5~10	30~50
重度	<1.0	>10	>50

【诊断与鉴别诊断】

(一)诊断

心尖区隆隆样舒张期杂音伴 X 线或心电图示左心房增大,提示二尖瓣狭窄,超声心动图检查可明确诊断。

(二)鉴别诊断

心尖部舒张期隆隆样杂音尚见于如下情况,应注意鉴别。

1. 主动脉瓣关闭不全

严重的主动脉瓣关闭不全常于心尖部闻及舒张中晚期柔和、低调隆隆样杂音(Austin-Flint 杂音),系相对性二尖瓣狭窄所致。

2. 左心房黏液瘤

瘤体阻塞二尖瓣口,产生随体位改变的舒张期杂音,其前可闻及肿瘤扑落音,超声心动图下可见左心房团块状回声反射。

3. 经二尖瓣口血流增加

严重二尖瓣反流、大量左向右分流的先天性心脏病(如室间隔缺损、动脉导管未闭)和高动力循环(如甲状腺功能亢进症、贫血)时,心尖区可有舒张中期短促的隆隆样杂音。

【并发症】

1. 心房颤动

房颤为二尖瓣狭窄最常见的心律失常,也是相对早期的常见并发症,可能为病人就诊的首发症状。左心房压力增高致左心房扩大及房壁纤维化是房颤持续存在的病理基础。房颤时因舒张期变短、心房收缩功能丧失、左心室充盈减少,使心排血量减少 20%～25%,常致心衰加重,突然出现严重的呼吸困难,甚至急性肺水肿。房颤发生率随左心房增大和年龄增长而增加。

2. 急性肺水肿

急性肺水肿为重度二尖瓣狭窄的严重并发症。表现为突然出现的重度呼吸困难和发绀,不能平卧,咳粉红色泡沫痰,双肺布满干、湿啰音,常因剧烈体力活动或情绪激动、感染、心律失常等诱发,如不及时救治,可能致死。

3. 血栓栓塞

20% 的病人可发生体循环栓塞,其中 80% 伴房颤。血栓栓塞以脑栓塞最常见,约占 2/3,亦可发生于四肢、脾、肾和肠系膜等动脉栓塞,栓子多来自扩大的左心房伴房颤者。来源于右心房的栓子可造成肺栓塞。

4. 右心衰竭

右心衰竭为晚期常见并发症。右心衰竭时,右心排出量减少致肺循环血量减少,肺淤血减轻,呼吸困难可有所减轻,发生急性肺水肿和大咯血的危险减少,但心排量减少。临床表现为右心衰竭的症状和体征。

5. 感染性心内膜炎

感染性心内膜炎较少见,在瓣叶明显钙化或合并房颤时更少发生。

6. 肺部感染

本病常有肺静脉压力增高及肺淤血,易合并肺部感染,感染后常诱发或加重心力衰竭。

【治疗】

(一)一般治疗

风湿热是其主要病因,因而推荐预防性抗风湿热治疗,长期甚至终身使用苄星青霉素 120 万 U,每月肌注一次。轻度二尖瓣狭窄无症状者,无须特殊治疗,但应避免剧烈的体力活动。对于窦性心律病人,如其呼吸困难发生在心率加快时,可使用负性心率药物,如 β 受体拮抗剂或非二氢吡啶类钙通道阻滞剂。窦性心律的二尖瓣狭窄病人,不宜使用地高辛。

如病人存在肺淤血导致的呼吸困难,应减少体力活动,限制钠盐摄入,间断使用利尿药。另外,二尖瓣狭窄也可能并发感染性心内膜炎,因而要注意预防感染性心内膜炎的发生。需要注意的是,尽管二尖瓣狭窄病人无症状期及有轻度症状的时期持续较长,但急性肺水肿可能突然发生,特别是在出现快速性房颤时。因而,当病人突然出现呼吸困难急剧加重时,应当及时就诊,否则可能危及生命。

(二)并发症的处理

1. 大量咯血

应取坐位,同时使用镇静剂及静脉使用利尿剂,以降低肺动脉压。

2.急性肺水肿

处理原则与急性左心衰竭所致的肺水肿相似。需注意以下两点：①避免使用以扩张小动脉为主、减轻心脏后负荷的血管扩张药物，应选用扩张静脉系统、减轻心脏前负荷为主的硝酸酯类药物；②正性肌力药物对二尖瓣狭窄的肺水肿无益，仅在房颤伴快速心室率时可静脉注射毛花苷C，以减慢心室率。

3.房颤

急性快速性房颤因心室率快，使舒张期充盈时间缩短，导致左房压力急剧增加，同时心排血量减低，因而应立即控制心室率。可先静脉注射洋地黄类药物如毛花苷C注射液（西地兰）；如效果不满意，可静脉注射地尔硫草或艾司洛尔；当血流动力学不稳定时，如出现肺水肿、休克、心绞痛或晕厥者，应立即电复律。

慢性房颤病人应争取介入或者手术解决狭窄，在此基础上对于房颤病史＜1年，左房内径<60mm，且无窦房结或房室结功能障碍者，可考虑电复律或药物复律。成功复律后需长期口服抗心律失常药物，以预防复发。复律之前3周和复律之后4周需口服抗凝药物（华法林）预防栓塞。如不宜复律、复律失败或复律后复发，则可口服β受体拮抗剂、地高辛或非二氢吡啶类钙通道阻滞剂控制心室率。

4.预防栓塞

二尖瓣狭窄合并房颤时，极易发生血栓栓塞。若无禁忌，无论是阵发性还是持续性房颤，均应长期口服华法林（warfarin）抗凝，达到2.5~3.0的国际标准化比值（INR），以预防血栓形成及栓塞事件发生，尤其是脑卒中的发生。

（三）手术治疗

对于中重度二尖瓣狭窄、呼吸困难进行性加重或有肺动脉高压发生者，需通过机械性干预解除二尖瓣狭窄，降低跨瓣压力阶差，缓解症状。年轻病人术后需进行预防风湿热的治疗，直至成年。无论是狭窄或关闭不全，瓣膜的病变程度是手术考虑的主要问题，见表8-3。除此之外，还要根据心脏功能决定手术时机，见表8-4。

表 8-3　瓣膜病变程度及手术指征

瓣膜病变程度	影响或症状	手术指征
轻度	对病理生理影响较小	不需要手术
中度	可长期无症状	不需要手术,如出现症状则需考虑手术
重度	症状多较明显	无法避免手术,应手术

表 8-4　心脏功能与手术时机

心脏功能	随访	手术指征
Ⅰ级	需定期随访	不需要手术
Ⅱ级	随访	可以手术,但需等待
Ⅲ级	应择期手术,以免增加手术风险	需要手术,为最佳手术时期
Ⅳ级	药物治疗,改善心功能后再手术	限期手术

常用的介入及手术方法有:

1. 经皮球囊二尖瓣成形术(percutaneous balloon mitral valvuloplasty,PBMV)

仅适于单纯的二尖瓣狭窄病人。有症状或有肺动脉高压(静息时>50mmHg,运动时>60mmHg)的中重度二尖瓣狭窄病人,如其二尖瓣无钙化且活动度较好,且无左心房内血栓形成,则可用该法进行干预。将球囊导管从股静脉经房间隔穿刺跨越二尖瓣,用生理盐水和造影剂各半的混合液体充盈球囊,分离瓣膜交界处的粘连融合而扩大瓣口。术后症状和血流动力学立即改善,严重并发症少见。其禁忌证包括近期(3个月内)有血栓栓塞史,伴中重度二尖瓣关闭不全、右心房明显扩大及脊柱畸形等。

2. 二尖瓣分离术

有闭式和直视式两种。闭式的适应证同经皮球囊二尖瓣分离术,开胸后将扩张器由左心室心尖部插入二尖瓣口分离瓣膜交界处的粘连融合,适应证和效果与经皮球囊二尖瓣成形术相似,目前临床已很少使用。直视式适于瓣叶严重钙化、病变累及腱索和乳头肌、左心房内有血栓者。直视式分离术较闭式分离术解除瓣口狭窄的程度大,因而血流动力学改善更好,手术死亡率<2%。

3. 人工瓣膜置换术

适应证为:①严重瓣叶和瓣下结构钙化、畸形,不宜做经皮球囊二尖瓣成形术或分离术者;②二尖瓣狭窄合并明显二尖瓣关闭不全者。手术应在有症状而无严重肺动脉高压时考虑。严重肺动脉高压增加手术风险,但非手术禁忌,术后多有肺动脉高压减轻。人工瓣膜置换术手术死亡率(3%~8%)和术后并发症均高于分离术。术后存活者,心功能恢复较好。

【预后】

未开展手术治疗的年代,本病被确诊而无症状的病人 10 年存活率为 84%,症状轻者为 42%,重者为 15%。当严重肺动脉高压发生后,其平均生存时间为 3 年。死亡原因为心力衰竭(62%)、血栓栓塞(22%)和感染性心内膜炎(8%)。抗凝治疗后,栓塞发生减少,手术治疗也提高了病人的生活质量和存活率。

第三节　二尖瓣关闭不全

【病因】

二尖瓣结构包括瓣叶、瓣环、腱索、乳头肌等四部分,正常的二尖瓣功能有赖于此四部分及左心室的结构和功能完整性,其中任何一个或多个部分发生结构异常或功能失调均可导致二尖瓣关闭不全,当左心室收缩时,血液反向流入左心房。

以前认为二尖瓣关闭不全的原因主要为风湿热,随着心脏瓣膜病手术治疗的开展及尸检资料的累积,发现风湿性单纯性二尖瓣关闭不全占全部二尖瓣关闭不全的百分数逐渐在减少。非风湿性单纯性二尖瓣关闭不全的病因,以腱索断裂最常见,其次是感染性心内膜炎、二尖瓣黏液样变性、缺血性心脏病等。缺血性心脏病造成二尖瓣关闭不全的机制可能与左心室整体收缩功能异常、左心室节段性室壁运动异常以及心肌梗死后左心室重构有关。二尖瓣关闭不全的病因分类见表8-5。

表 8-5　二尖瓣关闭不全的病因分类

病变部位	慢性	急性或亚急性
瓣叶-瓣环	风湿性 黏液样变性 瓣环钙化 结缔组织疾病 先天性(如二尖瓣裂)	感染性心内膜 炎外伤 人工瓣瓣周漏
腱索-乳头肌	瓣膜脱垂(腱索或乳头肌过长) 乳头肌功能不全	原发性腱索断裂 继发性腱索断裂 感染性心内膜炎或慢性瓣膜病变所致 心肌梗死并发乳头肌功能不全或断裂 创伤所致腱索或乳头肌断裂
心肌	扩张型心肌病 梗阻性肥厚型心肌病 冠心病	

(一) 瓣叶

1. 风湿性损害最为常见,占二尖瓣关闭不全的 1/3,女性为多。慢性炎症及纤维化使瓣膜僵硬、缩短、变形以及腱索粘连、融合缩短。风湿性二尖瓣关闭不全的病人约半数合并二尖瓣狭窄。

2. 二尖瓣脱垂多为二尖瓣原发性黏液性变,使瓣叶宽松膨大或伴腱索过长,心脏收缩时瓣叶突入左心房而影响二尖瓣关闭。部分二尖瓣脱垂为其他遗传性结缔组织病(如 Marfan 综合征)的临床表现之一。

3. 感染性心内膜炎、穿通性或非穿通性创伤均可损毁二尖瓣叶。

4. 肥厚型心肌病收缩期二尖瓣前叶向前运动导致二尖瓣关闭不全。

5. 先天性心脏病如心内膜垫缺损常合并二尖瓣前叶裂,导致关闭不全。

(二) 瓣环扩大

1. 任何病因引起左心室增大均可造成二尖瓣环扩大而导致二尖瓣关闭不全。

2. 二尖瓣环退行性变和瓣环钙化,多见于老年女性。尸检发现 70 岁以上女性二尖瓣环钙化的发生率为 12%。严重二尖瓣环钙化者,50%合并主动脉瓣环钙化,大约50%的二尖瓣环钙化累及传导系统,引起不同程度的房室或室内传导阻滞。

（三）腱索

这是引起二尖瓣关闭不全的重要原因,先天性异常、自发性断裂或继发于感染性心内膜炎、风湿,热的腱索断裂均可导致二尖瓣关闭不全。

（四）乳头肌

乳头肌的血供来自冠状动脉终末分支,对缺血很敏感,冠状动脉灌注不足可引起乳头肌缺血、损伤、坏死和纤维化伴功能障碍。如乳头肌缺血短暂,可出现短暂的二尖瓣关闭不全;如急性心肌梗死发生乳头肌坏死,则产生永久性二尖瓣关闭不全,乳头肌坏死是心肌梗死的常见并发症,而乳头肌断裂在心肌梗死的发生率低于1%,乳头肌完全断裂可发生严重致命的急性二尖瓣关闭不全。其他少见的疾病为先天性乳头肌畸形,如一侧乳头肌缺如,称降落伞二尖瓣综合征;罕见的乳头肌脓肿、肉芽肿、淀粉样变和结节病等。

瓣叶穿孔(如发生在感染性心内膜炎时)、乳头肌断裂(如发生在急性心肌梗死时)、创伤损伤二尖瓣结构或人工瓣损坏等可发生急性二尖瓣关闭不全。

【病理生理】

二尖瓣关闭不全的主要病理生理变化是左心室每搏喷出的血流一部分反流入左心房,使前向血流减少,同时使左心房负荷和左心室舒张期负荷增加,从而引起一系列血流动力学变化。

1. 急性

急性二尖瓣关闭不全,收缩期左心室射出的部分血流经关闭不全的二尖瓣口反流至左心房,左心房容量负荷骤增,致使左心房压和肺毛细血管楔压急剧升高,导致肺淤血及急性肺水肿的发生,且左心室总的心搏量来不及代偿,前向心搏量及心排血量明显减少。反流入左心房的血液与肺静脉至左心房的血流汇总,在舒张期充盈左心室,致左心房和左心室容量负荷骤增,左心室来不及代偿,其急性扩张能力有限,左心室舒张末压急剧上升。

2. 慢性

慢性二尖瓣关闭不全时左心室舒张期容量负荷增加,但通过 Frank-Starling 机制可使左心室每搏量增加,心搏量明显增加,射血分数维持在正常范围。因此,代偿早期左心室舒张末容量和压力可不增加,此时可无临床症状(即无症状期)。若不合并二尖瓣狭窄,舒张期左心房血液可迅速充盈左心室,左心房压力随之下降,心力衰竭、左心扩大发生较晚,无症状期持续时间较长;如果同时合并二尖瓣狭窄,则心力衰竭、左心扩大发生较早,无症状期持续时间较短。随着病程的延长,左心房接受左心室反流血液,持续严重的过度容量负荷终致左心房压和左心室舒张末压明显上升,内径扩大。当失代偿时,每搏量和射血分数下降,肺静脉和肺毛细血管楔压增高,继而发生肺淤血、左心衰竭。晚期出现肺动脉高压,导致右心室肥厚、右心衰竭,终致全心衰竭。

【临床表现】

(一)症状

1. 急性

轻者可仅有轻微劳力性呼吸困难,重者可很快发生急性左心衰竭,甚至急性肺水肿、心源性休克。

2. 慢性

慢性二尖瓣关闭不全病人的临床症状轻重取决于二尖瓣反流的严重程度及关闭不全的进展速度、左心房和肺静脉压的高低、肺动脉压力水平及是否合并有其他瓣膜损害和冠状动脉疾病。如轻度二尖瓣关闭不全者可以持续终身没有症状;对于较重的二尖瓣关闭不全,通常情况下,从罹患风湿热至出现二尖瓣关闭不全的症状一般超过 20 年,但一旦发生心力衰竭,则进展常较迅速。

程度较重的二尖瓣关闭不全病人,由于心排出量减少,可表现为疲乏无力,活动耐力下降;同时,肺静脉淤血导致程度不等的呼吸困难,包括劳力性呼吸困难、静息性呼吸困难、夜间阵发性呼吸困难及端坐呼吸等。发展至晚期则出现右心衰竭的表现,包括腹胀、食欲缺乏、肝脏淤血肿大、水肿及胸、腹腔积液等。在右心衰竭出现后,左心衰竭的症状反而有所减轻。另外,合并冠状动脉疾病的病人因心排血量减少,可出现心绞痛的临床症状。

(二)体征

1. 急性二尖瓣关闭不全

心尖冲动呈高动力型,为抬举样搏动。肺动脉瓣区第二心音分裂,左心房强有力收缩可致心尖区第四心音出现。心尖区收缩期杂音是二尖瓣关闭不全的主要体征,可在心尖区闻及>3/6级的收缩期粗糙的吹风样杂音,累及腱索、乳头肌时可出现乐音性杂音。由于左心房与左心室之间压力差减小,心尖区反流性杂音持续时间变短,于第二心音前终止。出现急性肺水肿时双肺可闻及干、湿啰音。

2.慢性二尖瓣关闭不全

(1)心界:向左下扩大,心尖冲动向下向左移位,收缩期可触及高动力性心尖冲动;右心衰竭时可见颈静脉怒张、肝颈回流征阳性、肝大及双下肢水肿等。

(2)心音:二尖瓣关闭不全时,心室舒张期过度充盈,使二尖瓣漂浮,第一心音减弱;由于左心室射血期缩短,主动脉瓣关闭提前,导致第二心音分裂;严重反流可出现低调第三心音,但它未必提示心衰,而可能是收缩期左心房存留的大量血液迅速充盈左心室所致。

(3)心脏杂音:二尖瓣关闭不全的典型杂音为心尖区全收缩期吹风样杂音,杂音强度>3/6级,可伴有收缩期震颤。前叶损害为主者杂音向左腋下或左肩胛下传导,后叶损害为主者杂音向心底部传导。二尖瓣脱垂时收缩期杂音出现在喀喇音之后,腱索断裂时杂音可似海鸥鸣或乐音性。严重反流时,由于舒张期大量血液通过二尖瓣口,导致相对性二尖瓣狭窄,故心尖区可闻及短促的舒张中期隆隆样杂音。相对性二尖瓣关闭不全杂音与心功能状况呈正相关,心功能改善和左心室缩小时杂音减轻,而器质性二尖瓣关闭不全产生的收缩期杂音,心功能不全时杂音减轻,心功能改善时杂音增强,可伴二尖瓣狭窄产生的舒张期隆隆样杂音。

【实验室和其他检查】

1.X线检查

轻度二尖瓣关闭不全者,可无明显异常发现。严重者左心房、左心室明显增大,明显增大的左心房可推移和压迫食管,左心衰竭者可见肺淤血及肺间质水肿。晚期可见右心室增大,二尖瓣环钙化者可见钙化阴影。急性者心影正常或左心房轻度增大,伴肺淤血甚至肺水肿征。

2.心电图

轻度二尖瓣关闭不全者心电图可正常。严重者可有左心室肥厚和劳损。慢性二尖瓣关闭不全伴左心房增大者多伴房颤,如为窦性心律则可见P波增宽且呈双峰状(二尖瓣P波),提示左心房增大。急性者心电图常正常,有时可见窦性心动过速。

3. 超声心动图

M 型超声心动图及二维超声心动图不能确定二尖瓣关闭不全。M 型超声心动图主要用于测量左心室超容量负荷改变,如左心房、左心室增大。二维超声心动图可显示二尖瓣装置的形态特征,如瓣叶或瓣叶下结构的增厚、缩短、钙化,瓣叶冗长脱垂、连枷样瓣叶,瓣环扩大或钙化,赘生物、左心室扩大和室壁矛盾运动等,有助于明确病因。脉冲多普勒超声可于收缩期在左心房内探及高速射流,从而确诊二尖瓣反流。彩色多普勒血流显像诊断二尖瓣关闭不全的敏感性可达 100%,并可对二尖瓣反流进行半定量及定量诊断。半定量诊断标准为:若反流局限于二尖瓣环附近为轻度,达到左心房中部为中度,直达心房顶部为重度。定量诊断标准见表8-6。

表 8-6　二尖瓣关闭不全的定量诊断标准

关闭不全程度	射流面积(cm^2)	每搏反流量(ml)	反流分数(%)
轻度	<4	<30	<30
中度	4~8	30~59	30~49
重度	>8	>60	>50

【诊断与鉴别诊断】

(一)诊断

如出现以下情况,要考虑急性二尖瓣关闭不全:病人突然发生呼吸困难,心尖区出现典型收缩期杂音,X 线提示心影不大而肺淤血明显,同时具有明确病因(如二尖瓣脱垂、感染性心内膜炎、急性心肌梗死、创伤和人工瓣膜置换术后)。慢性者,主要诊断线索为心尖区典型的收缩期吹风样杂音伴左心房和左心室扩大。超声心动图可明确诊断急性及慢性二尖瓣关闭不全。

(二)鉴别诊断

二尖瓣关闭不全心尖区收缩期杂音应与下列情况的收缩期杂音相鉴别,以下情况均有赖于超声心动图进行确诊及鉴别。

1. 三尖瓣关闭不全

胸骨左缘第 4、5 肋间全收缩期杂音,几乎不传导,少有震颤,杂音在吸气时增强,伴颈静脉收缩期搏动和肝脏收缩期搏动。

2. 室间隔缺损

为胸骨左缘第 3、4 肋间全收缩期杂音,粗糙而响亮,不向腋下传导,可伴胸骨旁收缩期震颤。

3. 主动脉瓣狭窄

心底部射流性收缩期杂音,偶伴收缩期震颤,呈递增递减型,杂音向颈部传导。

4. 其他

梗阻性肥厚型心肌病的杂音位于胸骨左缘第 3、4 肋间;肺动脉瓣狭窄的杂音位于胸骨左缘第 2 肋间。

【并发症】

心力衰竭急性者早期出现,慢性者出现较晚;心房颤动见于 3/4 的慢性重度二尖瓣关闭不全病人;感染性心内膜炎较二尖瓣狭窄病人多见;栓塞较二尖瓣狭窄少见。

【治疗】

慢性二尖瓣关闭不全病人在相当长时间内无症状,但一旦出现症状,则预后差。

(一) 内科治疗

1. 急性

急性二尖瓣重度反流时,病人常有心衰症状,甚至发生休克。内科治疗的目的是减少反流量,降低肺静脉压,增加心排出量。动脉扩张剂可减低体循环血流阻力,故能提高主动脉输出流量,同时减少二尖瓣反流量和左心房压力。如已发生低血压则不宜使用,而可行主动脉内球囊反搏(intra-aortic balloon pumping,IABP),在提高体循环舒张压的同时,减低心室后负荷,从而提高前向性心排出量。

2. 慢性

二尖瓣关闭不全在相当时期内可无症状,此时无须治疗,但应定期随访,重点是预防风湿热及感染性心内膜炎的发生。无症状且为窦性心律的二尖瓣关闭不全病人,如无左心房和左心室的扩张及肺动脉高压证据,其运动没有限制。如左心室明显增大(左心室舒张末内径≥60mm)、静息时存在左心室收缩功能不全或存在肺动脉高压,则应避免竞技性运动。已有症状的二尖瓣反流,血管紧张素转换酶抑制剂(ACEI)已证明能减低左心室容积,缓解症状。血管扩张剂对于慢性二尖瓣关闭不全作用不大;如合并房颤,亦应长期抗凝治疗,INR 目标值同二尖瓣狭窄。

（二）手术治疗

手术治疗是治疗二尖瓣关闭不全的根本性措施,应在左心室功能发生不可逆损害之前进行。

1. 急性

急性二尖瓣关闭不全应在药物控制症状的基础上,采取紧急或择期手术治疗。

2. 慢性

慢性二尖瓣关闭不全的手术适应证:①重度二尖瓣关闭不全伴 NYHA 心功能分级Ⅲ或Ⅳ级;②NYHA 心功能分级Ⅱ级伴心脏大,左心室收缩末期容量指数(LVESVI)>30ml/m²;③重度二尖瓣关闭不全,LVEF 减低,左心室收缩及舒张末期内径增大,LVESVI 高达 60ml/m²,虽无症状也应考虑手术治疗。

常用的手术方法有二尖瓣修补术和二尖瓣置换术。前者适用于瓣膜损坏较轻,瓣叶无钙化,瓣环有扩大,但瓣下腱索无严重增厚者,手术死亡率低,术后射血分数的改善较好,不需终生抗凝治疗,占所有适合手术病人的 70%。后者适用于瓣膜损坏严重者,其手术死亡率约为 5%。

【预后】

急性严重反流伴血流动力学不稳定者,如不及时手术干预,死亡率极高。对于慢性二尖瓣关闭不全病人,可在相当长一段时间内无症状,然而一旦出现症状则预后差。单纯二尖瓣脱垂无明显反流及无收缩期杂音者大多预后良好;年龄>50 岁、有明显收缩期杂音和二尖瓣反流、瓣叶冗长增厚、左心房和左心室增大者预后较差。多数病人术后症状和生活质量改善,较内科治疗存活率明显提高。

参考文献

[1] 陈灏珠,林果为,王吉耀.实用内科学[M].14 版.北京:人民卫生出版社,2013

[2] 侯晓华.实用内科疾病临床处理手册[M].武汉:湖北科学技术出版社,2015.

[3] 吴东.北京协和医院内科住院医师手册[M].北京:人民卫生出版社,2012.

[4] 曾学军.内科临床思维基本功释例[M].北京:中国协和医科大学出版社,2013.

[5] Lee Goldman.西氏内科学[M].25 版.北京:北京大学医学出版社有限公司,2016.

[6] 陆再英.内科鉴别诊断学[M].第 19 版.北京:中国医药科技出版社,2011